U0966193

中国医疗服务产业政府规制效果研究

闫昱彤◎著

知识产权出版社
全国百佳图书出版单位
—北京—

图书在版编目（CIP）数据

中国医疗服务产业政府规制效果研究/闫昱彤著. —北京：知识产权出版社，2025. 5. —ISBN 978-7-5130-9766-6

Ⅰ. R199. 2

中国国家版本馆 CIP 数据核字第 202531KF65 号

内容提要

本书以中国医疗服务产业为研究对象，研究政府规制这一特定行为，提出医疗服务产业政府规制效果评价方法，为政府制定相关政策提供依据，促进中国医疗服务产业高质量发展。

责任编辑：程足芬　　**责任校对**：潘风越

封面设计：邵建文　马倬麟　　**责任印制**：刘译文

中国医疗服务产业政府规制效果研究

闫昱彤　著

出版发行：知识产权出版社有限责任公司　　**网　　址**：http://www. ipph. cn

社　　址：北京市海淀区气象路 50 号院　　**邮　　编**：100081

责编电话：010-82000860 转 8390　　**责编邮箱**：chengzufen@ qq. com

发行电话：010-82000860 转 8101/8102　　**发行传真**：010-82000893/82005070/82000270

印　　刷：天津嘉恒印务有限公司　　**经　　销**：新华书店、各大网上书店及相关专业书店

开　　本：720mm×1000mm　1/16　　**印　　张**：11. 75

版　　次：2025 年 5 月第 1 版　　**印　　次**：2025 年 5 月第 1 次印刷

字　　数：192 千字　　**定　　价**：78. 00 元

ISBN 978-7-5130-9766-6

前　言

经过四十多年的改革开放，中国的社会和经济发生了深刻转型，并取得了重大成就，经济总量已稳居世界第二，全面建成小康社会的伟大目标也已完成。与此同时，中国医疗服务产业同样取得了令人瞩目的成就，自2009年启动新一轮医改以来，中国医疗服务产业政府规制不断调整优化，提升了医疗服务的可及性和公平性，显著提高了中国居民的健康水平和预期寿命，赢得了国际社会的广泛认可。但随着中国社会和经济的不断发展，医疗服务领域中"人民日益增长的美好生活需要和不平衡不充分的发展之间的矛盾"日益凸显，此时研究中国医疗服务产业政府规制及其实施效果，对深化医疗体制改革和实现医疗服务产业的高质量发展具有重要的理论与现实意义。

本书在已有研究的基础上，针对调整政府规制优化中国医疗服务产业的现实需求，建立了"规制需求—规制演化—规制评价"的分析研究框架。规制需求关乎设计和实施政府规制促进中国医疗服务产业发展的动因，需要结合医疗服务产业特征从理论和实践两方面对其展开研究。规制演化是中国医疗服务产业中政府规制随时间、地点和条件变化的过程分析，需要结合中国医疗服务产业发展脉络，归纳该产业相关规制目标、规制内容和规制机构变化过程和内在机理。规制评价旨在回答中国医疗服务产业政府规制是否有效的问题，这需要在测算该产业的效率作为政府规制效果评价依据的基础上，通过定量分析对政府规制进行系统验证。

本书的主要研究内容概括如下：

第一，政府规制促进医疗服务产业发展的必要性研究。先对医疗服务产业和政府规制进行重新认识，讨论和归纳了医疗服务产业、政府规制、产业效率和规制效果的基本定义，回顾了医疗服务产业政府规制需求、内容和效果评价的已有研究，以此作为本书的研究基础。再对中国医疗服务产业属性、运营特征、供需特征和政府定位等产业特征进行分析；结合公共利益规制理论、利益集团规制理论和激励性规制理论讨论了中国医疗服务产业政府规制的理论依据，从提升该产业社会效益和供给均衡发展角度讨论了政府规制促进中国医疗服务产业发展的现实必要性。最后对改革开放以来中国医疗服务产业的政府规制进行纵向分析，归纳了该产业各演进阶段的特点和问题，总结了现阶段政府规制的机构、内容和目标。

第二，中国医疗服务产业政府规制有效性研究。先对中国医疗服务产业的全要素生产率进行改进测评，结合现阶段政府规制目标，考虑了社会效益的重要性，重新构建了包括医疗服务数量、医疗质量、就医安全及病人负担等产出指标在内的全要素生产率评价体系，对该产业全要素生产率进行实证检验和结构剖析，以此作为政府规制的效率评价依据。再对中国医疗服务产业细分政府规制进行效果评价，系统收集整理了不同年度、不同省份医疗服务产业的相关数据，对该产业全要素生产率的影响因素进行了实证检验，检验政府规制对该产业全要素生产率的调节作用。

第三，中国医疗服务产业政府规制的优化建议。先对德国、英国和美国的医疗服务产业的特点与问题进行了归纳，并总结了三个国家政府规制的现状和改革重点。再结合中国医疗服务产业新需求、现阶段政府规制实施效果和典型国家医疗服务产业政府规制经验，提出了完善该产业政府规制体系以及促进该产业健康发展的若干建议。

通过相关研究，本书尝试进一步完善医疗服务产业政府规制效果评价的路径。研究提出要建立全面反映规制目标的产业绩效评价体系，要积极探索医疗服务产业激励性政府规制建设，要定期测评医疗服务产业政府规制的实施效果。在本书的撰写过程中，笔者虽已倾注心血，力求内容翔实、论述严谨，但深知学海无涯，任何探索都仅是浩瀚知识海洋中的一瓢饮。书中所述，或有疏漏之处，或有见解尚待商榷，衷心期待学界同仁及广大读者不吝赐教。

目 录

导 论

本书选择医疗服务产业作为研究对象，该产业紧系国民健康、社会稳定及经济发展，有关该产业政府规制效果的讨论具有重要的现实意义。新中国成立以来，医疗服务产业经历了几轮改革，整体来说，改革促进了医疗水平的提高和医疗服务的可及性，为国民健康做出了不可磨灭的重要贡献。与此同时，伴随改革而来的问题也不断出现。随着中国发展进入新的历史时期，有必要对历次医疗改革所涉及的政府规制进行归纳、评价和分析，这将有利于政府规制在解决“市场失灵”和“政府失灵”问题时选择恰当的规制措施，从而更好地服务中国社会发展。

一、研究背景与意义

（一）研究背景

1. 中国医疗服务领域改革已取得长足进步

伴随着新中国的成长，中国医疗服务产业的体制机制不断优化，已经成为中国社会发展的重要改革内容。2009 年，新一轮国家医药卫生体制改革拉开序幕[①]（以下简称新医改），明确建立和完善政府卫生投入机制，逐步提高政府卫生投入，到 2020 年，建立可负担、公平和有效的医疗服务体系。新医改经过十余年的实施已基本实现下述目标：一是基本实现医疗保险全民覆盖的目标，截至 2019 年底，城乡居民基本医疗保险[②]和城镇职工基本医疗保险

① 新医改标志性政策：《中共中央 国务院关于深化医药卫生体制改革的意见》（中发〔2009〕6 号）。

② 《国务院关于整合城乡居民基本医疗保险制度的意见》（国发〔2016〕3 号）中要求整合城镇居民基本医疗保险和新型农村合作医疗两项制度，建立统一的城乡居民基本医疗保险制度。

参保覆盖率稳定在95%以上；二是基本实现医疗服务可及性的均衡目标，如多个省份的国家基本公共卫生服务内容实现全覆盖，以及新医改以来实施的国家基本药物制度减少了不合理用药，增加了有效药物的可及性（姚强等，2014）；三是基本实现医疗服务可负担的改善目标，一方面医疗保险的报销范围不断扩大，减少了因病致贫的问题（刘子宁等，2019），另一方面公立医院取消药品加成和实行药品集中带量采购等政策，较大幅度降低了门诊和住院药品价格，有效改善了医疗服务的可负担性；四是基本实现医疗服务有效性的提升目标，一方面政府对基层投入大量资金开展基层卫生基础设施建设，基层医疗卫生服务体系得到强化，服务能力进一步提升，另一方面医疗机构准入规制的放松在一定程度上减轻了“就医难”的问题，如公立医院体制改革不断深入和社会办医的不断发展，减轻了公立医院过度拥挤的问题。整体来说，新医改后中国医疗服务产业在诸多领域实现了长足进步，在建立全民医保体系方面的成就更是举世瞩目。

2. 中国医疗服务产业面临新形势

伴随着人口快速老龄化、慢性非传染性疾病负担加重和各种影响健康的危险因素的增长，中国在满足居民医疗卫生服务需求方面面临着新的形势。在老龄化方面，2019年中国60岁以上人口约2.54亿，占总人口比例达18.1%，2010年至2019年十年间这两组数据分别增加了0.76亿和4.84%，Turner & Tjaden（2015）预计到2050年中国60岁以上人口将占总人口的三分之一①。在慢性非传染性疾病方面，中国慢性病导致的死亡人数已占到全国总死亡人数的86.6%，其导致的疾病负担占疾病总负担的70%（原国家卫生计生委②，2015），慢性病的极大比重使医疗负担不断加剧。在其他影响居民健康的危险因素方面，随着人们生活方式的改变，肥胖、久坐、压力、吸烟、酗酒、污染和交通事故等成为影响居民健康的重要因素，这些危害居民健康的因素使中国医疗服务产业面临更为复杂的形势。此外随着中国居民收入和教育水平的提升，居民对医疗服务产业有了更高的要求。为了应对这些新形势，医疗服务产业需要及时响应以满足社会新需求，同时减少危害居民健康

① 转引文章中联合国预测的相关信息。
② 《中国疾病预防控制工作进展（2015年）》报告。

因素的发生。

3. 中国医疗服务产业面临新挑战

中国医疗服务产业面对新形势，还存在诸多新挑战。一是医疗服务碎片化，中国医疗服务产业按照服务功能和任务将医院划分为三级，但许多基层医院功能丧失，患者集中在高等级医院，医疗服务机构之间缺乏医疗服务协调整合（苏暄，2015）；二是医疗服务数量化，医疗服务机构依然存在注重医疗服务数量形成的供方诱导引致的过度医疗问题（李海明，2018），在医疗服务质量方面关注不足（张华玲等，2018）；三是医疗保险缺乏质量平衡能力，医疗保险机构被动购买医疗服务，仅注重数量平衡的财务可持续性，忽视质量平衡的政策可持续性（沈世勇等，2016）；四是医疗服务产业中社会办医发展滞后，作为公立医院的重要补充，社会办医在提高医疗服务产业效率，满足新形势下人民群众多样化、多层次的医疗服务需求方面有待改进（朱莉萍等，2016）；五是医疗服务人员缺乏流动性，高等级医院对医疗服务人才的虹吸效应导致其他医院和基层医疗服务机构缺乏合格的医疗服务人员，限制了疾病早预防、早发现及早诊断、早治疗，限制了不同层级医疗服务机构的整合。有研究表明医疗服务人员的流动对公立医院医疗服务的供给数量、质量、患者福利及整个医疗系统存在正效应（郭科等，2016）。面对新形势和新挑战，促进中国医疗服务产业的健康发展已迫在眉睫，需要中国政府审时度势及时介入。

4. 多项政策促进医疗服务产业的发展

中国医疗服务产业面对供给和需求之间的新形势和新挑战，政府陆续颁布实施了多项医疗服务产业改革措施。党的十八届五中全会提出了健康中国①的国家战略思想，健康中国战略将改善人民健康作为医疗服务体系核心战略目标。为全面深化医药卫生体制改革，推进健康中国建设，国务院规划出台了医疗服务体系改革的核心内容②。其间还陆续颁布了医联体③、现代医

① 2016年10月25日，中共中央、国务院印发《“健康中国2030”规划纲要》。

② 2016年12月27日，国务院出台《“十三五”深化医药卫生体制改革规划》（国发〔2016〕78号）。

③《国务院办公厅关于推进医疗联合体建设和发展的指导意见》（国办发〔2017〕32号）。

院[①]、社会办医[②]、服务价格[③]和国家基本药物制度[④]等指导意见。这些指导意见的颁布对促进医疗服务产业发展起到重要作用：推进分级诊疗制度和医联体建设，可以促进医疗服务资源的协调和整合；推进医药价格和服务价格等政策实施，抑制了医疗费用快速增长的态势；推进多点执业的人事制度改革，进一步放活医疗服务人员的流动限制；推进医疗服务机构准入制度改革，鼓励社会办医的政策，激发了医疗领域社会投资活力，调动了社会办医积极性，满足了人民多样化、差异化和个性化的就医需求；推进建立医疗服务质量和管理的相关制度，如现代医院制度建立、医疗保险质量导向改革和医疗质量职业标准等政策，规范了医疗服务行为，转变了医疗服务侧重点。整体上，中国医疗服务产业相关政策的实施已取得一定进展，但现有医疗服务模式下继续提供高质量的医疗服务必然会导致医疗费用的快速增长，说明目前改革进入了“深水区”。为了进一步促进医疗服务产业健康发展，该产业除了重视医疗服务价格和质量，还需重视医疗服务的可负担性、公平性和安全性等社会效益。这就需要对医疗服务产业做更全面的效率评价以认清产业现状，所以有必要对新医改以来政府规制的效果进行检验和评价，进而为深入推进规制目标的实现提供有效指导。

中国医疗服务产业的健康发展是中国经济和社会发展的重要议题，目前该产业已进入改革“深水区”。虽然中国政府已经认识到新形势和新挑战下医疗服务产业改革的紧迫性，出台了一系列包括价格、准入和质量在内的政府规制，然而在医疗服务产业中对于政府是否应该介入、如何介入和介入效果尚存争议，这就需要对该产业政府规制进行深入分析：首先需要清晰界定医疗服务产业的内涵和边界；其次需要通过分析该产业的属性，掌握其供需和运营特征；最后还需结合政府规制的基础理论和演进态势明确理论依据，并结合该产业发展的重要动因和现实考虑明确现实依据。

中国医疗服务产业的发展经历了多轮改革，政府间接或直接出台了一系列规制，这些政府规制是否促进了该产业发展，如何影响该产业的发展，能

① 《国务院办公厅关于建立现代医院管理制度的指导意见》（国办发〔2017〕67 号）。
② 《国务院办公厅关于支持社会力量提供多层次多样化医疗服务的意见》（国办发〔2017〕44 号）。
③ 《关于印发推进医疗服务价格改革意见的通知》（发改价格〔2016〕1431 号）。
④ 《国务院办公厅关于完善国家基本药物制度的意见》（国办发〔2018〕88 号）。

否进一步促进该产业的发展，都值得深入研究。本书试图从以下几个方面展开研究：一是中国医疗服务产业政府规制演进分析。通过分析，归纳不同发展阶段政府规制的内容和特征，总结现阶段政府规制体系。二是中国医疗服务产业全要素生产率测评。通过改进中国医疗服务产业传统的全要素生产率测算体系，实现该产业更为全面的效率测评。三是中国医疗服务产业政府规制效果研究。通过定量分析工具检验影响中国医疗服务产业全要素生产率的内外部因素，同时检验政府规制作为调节变量是否实现了既定目标。四是典型国家医疗服务产业发展经验借鉴。通过梳理典型国家医疗服务产业的政府规制内容，为完善中国医疗服务产业政府规制提供经验借鉴。五是中国医疗服务产业发展的结论和政策建议。结合现阶段政府规制效果和典型国家的规制经验，提出完善政府规制的方向和内容。

（二）研究意义

1. 理论意义

（1）完善医疗服务产业的内涵和外延

在对医疗服务产业相似的提法中，内容多有交叉重叠，如医院、医疗机构、医疗卫生事业、医疗健康产业等。本书认为医疗服务产业是以医疗机构为生产场所，以医疗软硬件技术为基础，以医疗人员为支撑，提供满足患者（消费者）需求并由患者（消费者）和社会医疗保险共同承担费用的医疗服务和产品，提供这些医疗服务和产品的医疗机构包括公立医院、民营医院和外资医院等。

（2）系统研究医疗服务产业的特性

结合公共利益规制理论、利益集团规制理论和激励性规制理论和中国医疗体制机制改革的需要，探讨了政府规制引导医疗服务产业的必要性。本书分析了医疗服务产业的公共、经济和社会属性及运营和供需特征，明确了政府在医疗服务产业发展中的定位，为政府规制进一步促进医疗服务产业发展提供了理论依据。同时从提升产业社会效益、医疗服务供给均衡发展和公立医院改制发展的现实需要角度出发，阐述了政府规制进一步促进医疗服务产业发展的现实依据。

（3）构建了医疗服务产业政府规制效果的综合评价框架

现有文献在测算医疗服务产业全要素生产率时，通常只考察数量和质量等经济性规制目标，未能涵盖以人民健康为核心的可负担性、公平性和安全性等社会性规制目标，不完善的产业全要素生产率测评指标体系严重影响了政府规制效果评价工作。因此，本书通过构建涵盖医疗服务数量、医疗质量、就医安全和病人负担在内的医疗服务产业全要素生产率测评指标体系，为该产业效率影响因素研究和政府规制有效性检验可以提供良好基础。现有文献在研究政府规制效果方面，通常以偏概全或过度简化，得出的研究结论有较大的局限性。因此，本书将政府规制分为经济性和社会性规制，并进一步细分为价格规制、准入规制、质量规制、公平规制和安全规制等。通过构建系统政府规制效果评价模型，可以就不同细分政府规制进行效果检验，进而为完善政府规制的方向、强度和协同提供经验证据。

2. 现实意义

医疗服务产业的健康发展需要政府规制的有效引导和约束，本书的研究可以较好地回答以下问题：不同细分类型的政府规制是否影响了该产业发展、是否达到了政府规制目标，如何进一步优化政府规制效果，因此具有重要的现实意义。

（1）为市场主体掌握和提升效率提供参考依据

本书从医疗服务产业的最新政策要求，结合该产业的发展趋势，改进了医疗服务产业全要素生产率测评体系。相关结论可以为市场主体了解效率现状、看到相互差距、找到改进方法提供参考依据，相关方法可以较为全面地反映市场主体的效率情况，通过定期测评全要素生产率也有助于市场主体掌握该产业发展动态，为持续优化市场主体效率提供解决思路。

（2）为政府部门进行规制效果测评提供参考依据

本书从政府规制理论、目标、需求和内容等多角度深入研究，较为全面地讨论了政府规制的必要性。通过政府规制对医疗服务产业全要素生产率影响的实证研究，对该产业效率以及政府规制效果进行了较为全面的测评。相关结论可以为各级地方政府有关部门进一步优化该产业政府规制提供决策参考依据，相关方法可以为有关部门进行绩效考核提供新的路径。

二、研究思路与方法

（一）研究思路

本书以中国医疗服务产业为研究对象，研究政府规制如何影响该产业全要素生产率，目的在于为政府规制进一步促进医疗服务产业健康发展提供科学依据。通过分析总结中国该产业和相关政府规制的特征和历史，了解该产业政府规制的历史演进，掌握现阶段政府规制目标。根据最新规制目标改进产业全要素生产率测算体系，通过定量分析政府规制影响该产业全要素生产率的效果，为优化政府规制提供理论依据和现实经验。因此本书将遵循“规制需求—规制演化—规制评价”的逻辑展开研究。首先，通过国内外已有文献归纳总结医疗服务产业、政府规制和规制效果等相关概念，同时对该产业政府规制需求、内容和规制效果进行文献研究，以此作为本书的研究基础；其次，深入研究该产业属性、运营和供需特征以及政府定位，以掌握该产业同其他产业的共性和特性，归纳和总结该产业政府规制的理论依据和现实依据，以明确政府规制促进该产业的必要性，即解决政府“要不要”干预该产业发展的问题；再次，通过梳理中国医疗服务产业各阶段各类细分政府规制，剖析该产业政府规制的基本特征、结构、内容和演进，即研究中国医疗服务产业政府规制“有没有”的问题；复次，通过建立医疗服务产业全要素生产率测算模型，定量分析现有政府规制目标下该产业效率，再通过建立 Tobit 回归模型对医疗服务产业全要素生产率的影响因素进行实证检验，其中将不同类型的政府规制为调节变量，来验证政府规制在医院效率影响因素中起到的调节作用，实现政府规制效果评价目的，即解决政府规制“行不行”的问题；最后，结合全文主要研究结论，通过借鉴典型国家医疗服务产业的政府规制经验和教训，从医疗服务产业政府规制体制改革和体系健全角度阐述有关政策建议。本书技术路线如图 0-1 所示。

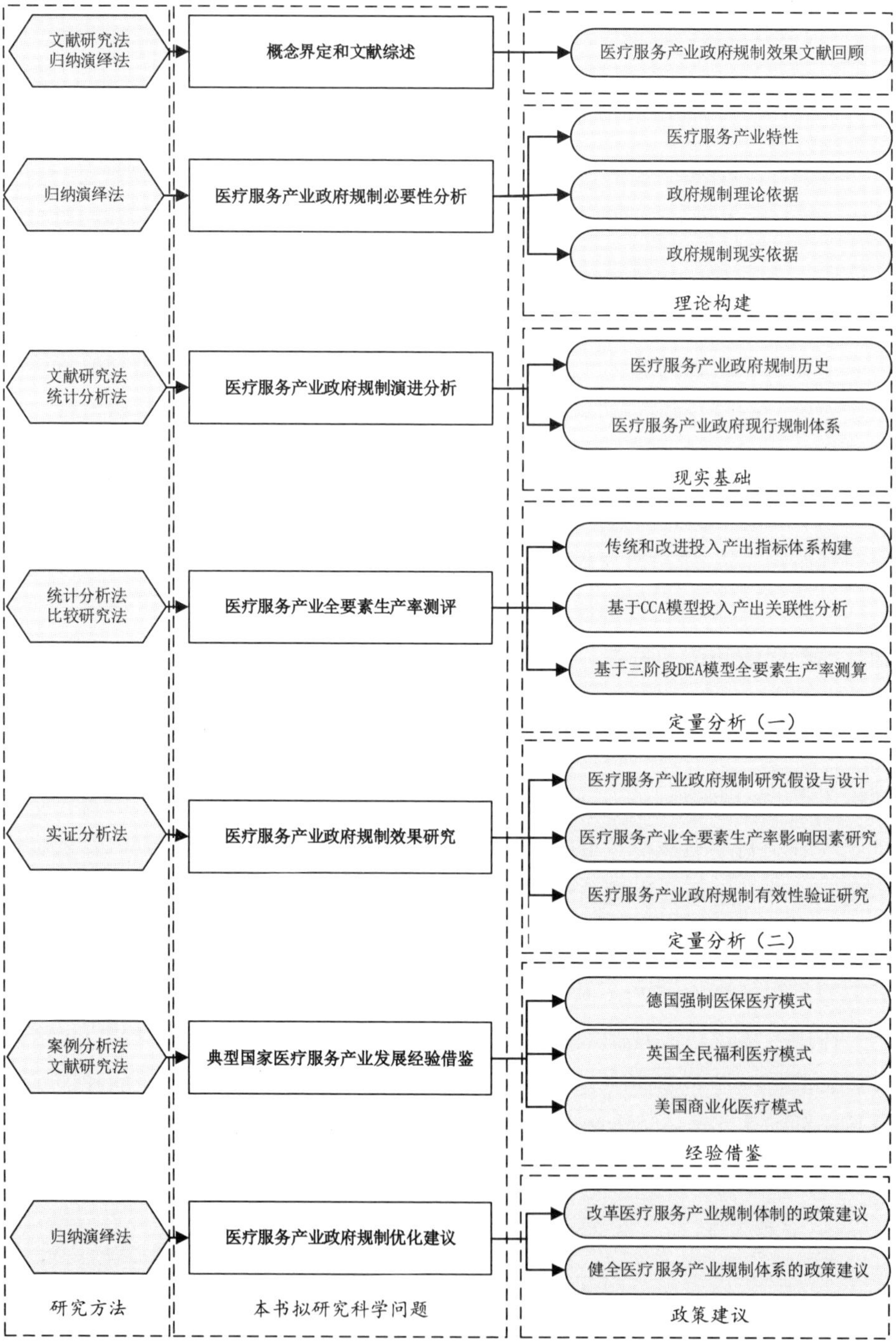
文献研究法
归纳演绎法
概念界定和文献综述
医疗服务产业政府规制效果文献回顾
归纳演绎法
医疗服务产业政府规制必要性分析
医疗服务产业特性
政府规制理论依据
政府规制现实依据
理论构建
文献研究法
统计分析法
医疗服务产业政府规制演进分析
医疗服务产业政府规制历史
医疗服务产业政府现行规制体系
现实基础
统计分析法
比较研究法
医疗服务产业全要素生产率测评
传统和改进投入产出指标体系构建
基于CCA模型投入产出关联性分析
基于三阶段DEA模型全要素生产率测算
定量分析（一）
实证分析法
医疗服务产业政府规制效果研究
医疗服务产业政府规制研究假设与设计
医疗服务产业全要素生产率影响因素研究
医疗服务产业政府规制有效性验证研究
定量分析（二）
案例分析法
文献研究法
典型国家医疗服务产业发展经验借鉴
德国强制医保医疗模式
英国全民福利医疗模式
美国商业化医疗模式
经验借鉴
归纳演绎法
医疗服务产业政府规制优化建议
改革医疗服务产业规制体制的政策建议
健全医疗服务产业规制体系的政策建议
政策建议
研究方法
本书拟研究科学问题

图 0-1　技术路线

（二）研究方法

本书研究对象为医疗服务产业，研究内容主要服务于解决该产业有关问题，研究方法主要参考产业经济学的有关内容，同时借鉴了宏观经济学、规制经济学、卫生经济学、统计学和计量经济学等领域的研究方法，具体方法包括：

1. 归纳演绎法

归纳演绎法是将已有的现象、规律和理论通过自己的理解和验证，给予叙述和解释。一是归纳总结已有研究中医疗服务产业、政府规制和规制效果等概念的异同点，然后以政府与市场关系为起点，综合考虑医疗服务产业的产业结构、产业组织和产业政策，结合该产业最新理念演绎并完善相关概念。二是归纳该产业政府规制的基础理论的历史演变，集合该产业技术经济特性演绎并完善理论依据。三是通过归纳典型国家医疗服务产业政府规制的经验和教训，结合本书的研究结论演绎并完善政府规制建议。

2. 文献研究法

通过梳理国内外权威杂志的最新研究，了解当前该领域内的研究重点和难点，为本书确定研究方向做好基础工作。同时，本书还梳理了国内外医疗服务产业和政府规制的特点、问题和实现路径，为本书分析中国该产业的主要矛盾、测评产业效率和政府规制效果提供理论和方法支撑。

3. 统计分析法

为了全面了解中国医疗服务产业发展情况，本书采用《中国卫生健康统计年鉴》和《中国统计年鉴》中该产业的相关数据进行了横向和纵向的统计分析，同时本书使用典型相关分析法和数据包络分析法对该产业全要素生产率进行测算。

4. 比较研究法

为了比较区域间的医疗服务产业全要素生产率情况和不同测算指标体系之间的情况，本书运用比较研究法分析各年度和各地区该产业全要素生产率，还分析了传统视角和改进视角的该产业全要素生产率变化。

5. 实证分析法

根据本书提出的医疗服务产业政府规制效果评价分析框架，收集和整理了中国31个省（区、市）2007—2018年度共计12年的平衡面板数据。首先，通过构建该产业全要素生产率与多种影响因素的计量模型，选用随机效应面板Tobit回归进行定量分析；其次，将不同类型政府规制作为调节变量进行定量分析，可以验证政府规制在该产业全要素生产率影响因素中起到的调节作用；最后，为了保证实证分析结果的可靠性，通过更换被解释变量以及改变解释变量的方式进行稳健性检验。

三、本书结构与创新点

（一）本书结构

本书分为八个部分，各部分的主要内容如下：

导论。主要论述本书的研究背景与意义，对本书的研究思路和研究方法进行介绍，对本书的结构和创新点进行归纳，对本书的不足和展望进行总结。

第一章是概念界定和文献综述。对医疗服务产业、政府规制、产业效率和规制效果等有关概念进行了归类整理研究。运用文献研究法，对国内外医疗服务产业政府规制需求、规制内容和效果评价归纳总结，同时明确本书需要进一步研究的方向和内容。

第二章是医疗服务产业政府规制必要性分析。首先，通过分析医疗服务产业的多重属性、运营特征、供需特征和政府定位，掌握政府规制促进该产业发展的重要作用。其次，从公共利益规制理论、利益集团规制理论和激励性规制理论，阐述政府规制促进医疗服务产业发展的理论依据。最后，从医疗服务产业的发展简析、重要动因和政府规制现实考虑，阐述政府规制促进医疗服务产业发展的现实依据。

第三章是中国医疗服务产业政府规制演进分析。根据中国社会发展的不同阶段和重要政策出台的关键节点，将中国医疗服务产业政府规制历史演进区间划分为计划经济、市场化改革和全面改革三个阶段。详细梳理了各阶段的政府规制原因、内容和特点，着重分析了现阶段该产业政府规制的规制机构、规制内容和规制目标。

第四章是中国医疗服务产业全要素生产率测评。首先，通过分析政府和市场对医疗服务产业的新要求，了解该产业全要素生产率现行指标体系缺陷，发现有关测算指标体系需要与时俱进。其次，建立该产业改进测算指标体系，收集2006—2019年《中国卫生健康统计年鉴》和《中国统计年鉴》里中国31个省（区、市）医疗服务产业有关数据，运用典型相关分析法对改进测算指标之间进行关联性分析，运用三阶段DEA模型对中国该产业全要素生产率进行测算。最后，比较分析传统视角和改进视角全要素生产率情况，以及各时期各地区该产业全要素生产率情况。

第五章是中国医疗服务产业政府规制效果研究。为了研究政府规制的效果，本章构建了该产业全要素生产率与多种影响因素、政府规制关系的计量模型，收集了2007—2018年的平衡面板数据。将不同类型政府规制作为调节变量，采用随机效应面板Tobit模型进行定量分析，来验证政府规制在该产业全要素生产率影响因素中起到的调节作用，即对经济性和社会性政府规制的有效性进行了验证。

第六章是典型国家医疗服务产业发展经验借鉴。通过对德国、英国和美国医疗服务产业政府规制研究，归纳总结了各国医疗卫生体制和政府规制的差异和特点，分析了各国该产业现状和现实问题，以及各国该产业政府规制的具体内容、手段、目标和改革方向。最后归纳总结了各国该产业政府规制对中国的启示。

第七章是本书研究结论和中国医疗服务产业政府规制的政策建议。结合主要研究结论，从该产业政府规制体制改革和体系健全两方面，提出政策建议。同时，提出了研究不足以及对未来研究的展望。

（二）创新之处

目前关于政府规制的研究已较为丰富，而以医疗服务产业为研究对象的政府规制研究相对较少，本书可能的创新点如下：

1. 完善了医疗服务产业政府规制效果研究体系

本书以政府规制理论为基础，考虑医疗服务产业属性和特征，并结合中国医疗服务产业政府规制的实践与问题，将包含社会效益和经济效益的产业效率和政府规制进行深入分析，完善了该产业政府规制效果的研究体系。

2. 改进了医疗服务产业全要素生产率测算指标体系

通过论证，提出将医疗质量、就医安全和病人负担等非期望产出指标引入该产业全要素生产率测算指标体系，通过检验得出改进的全要素生产率指标体系之间有显著关联性。通过比较分析传统和改进的全要素生产率情况，发现改进过的全要素生产率可以更为真实和全面地反映该产业实际情况，进而完善了医疗服务产业全要素生产率评价指标体系。

3. 验证了中国医疗服务产业细分政府规制实施效果

系统搜集整理了不同年度、不同省份医疗服务产业的相关数据，基于“规制需求—规制演化—规制评价”的逻辑，借助典型相关分析、数据包络分析以及多元回归分析等方法对医疗服务产业全要素生产率进行了实证检验。在突破传统投入产出指标体系局限的同时，通过构建该产业全要素生产率、影响因素和政府规制的计量模型，其中将不同类型政府规制作为调节变量，验证了不同类型政府规制在该产业全要素生产率影响因素中起到的调节作用，较好地实现了该产业政府规制实施效果验证，丰富了医疗服务产业效率实证研究内容。

四、研究不足与展望

本书在研究中国医疗服务产业政府规制效果的问题时，虽然力求使用较为科学的方法和系统的理论，但仍然存在以下不足：

一是数据质量。本书从《中国卫生健康统计年鉴》和《中国统计年鉴》手工收集了相关指标的数据，虽然力求数据的准确无误，但不能保证不出现失误。此外，本书相关数据尽可能选用代表性指标，但限于中国医疗服务产业相关数据的可得性和历年统计口径变化，少部分指标的代表性不够全面和精确，这也是当前政府部门亟需解决的医疗服务产业公共信息合理有效披露问题。

二是政府规制效果评价。本书实证检验医疗服务产业的政府规制效果的结论，能在一定程度上说明政府规制的实施效果，但理想的政府规制效果评价还应包括政府规制强度变化。受制于政府规制强度的代表指标未能有效披露，因此政府规制强度变化对该产业效率影响程度还有待进一步研究，这将是作者未来跟踪和聚焦的重要研究方向。

第一章
概念界定和文献综述

本书主要研究的是政府规制如何促进医疗服务产业全要素生产率的问题，因而有必要对医疗服务产业、政府规制、产业效率和规制效果等相关概念进行梳理，以便确定相关概念的定义和边界。有必要对国内外关于医疗服务产业政府规制需求、内容和效果的相关研究进行归纳和总结，以便掌握有关研究的历史、现状和趋势。

第一节　研究对象的界定

中国的医疗服务产业曾长期以公共事业的形式出现，随着医疗体制改革不断深入和政策体系不断优化，医疗服务产业出现市场化、产业化和国际化趋势，整体上产生了积极的社会效益和经济效益。新医改实施十余年间，中国医疗服务产业政府规制效果研究受到业内外的普遍关注，本节主要对医疗服务产业、政府规制、产业效率及规制效果的概念进行文献梳理及评述。

一、医疗服务产业

如表 1-1 所示，不同国际组织和中国不同部门对相关概念的释义侧重点有所区别。不同的国际组织对医疗服务产业均有不同的称谓，如人类健康与社会工作活动、卫生服务和医疗服务活动等。中国不同部门出台的有关政策和报告对医疗服务产业的类似概念有所提及，但多以医疗卫生机构、医疗机构和医院等相似名称出现。总的来看，医疗服务产业的范围边界未有清晰阐述，其内涵和外延尚无权威统一界定。

表 1-1 国际组织和中国不同部门对相关概念的释义

称谓	概念释义
人类健康与社会工作活动	联合国统计委员会 2008 年公布的第四版国际标准产业分类（ISIC）中人类健康与社会工作活动包括提供医疗卫生和社会工作活动。活动范围广泛，从医院和其他机构训练有素的医疗专业人士提供医疗卫生服务开始，直至仍涉及一定程度医疗卫生活动的家庭护理活动和不涉及医疗卫生专业人士的社会工作活动
卫生服务	世界卫生组织发布的世界卫生报告中的“卫生服务”是指包括社区、卫生中心和医院提供的促进、预防、治疗、康复和缓解等所有卫生保健方法
医疗服务活动	经济合作与发展组织（OECD）对医疗服务活动的解释包括药品和医疗用品、化妆品和盥洗用品的零售、非人寿保险、提供保健教育、文化服务和其他社会服务（不包括社会保障）的活动、强制性社会保障活动、医院活动、医疗和牙科实践活动、其他人类健康活动
医疗服务	中国原卫生部 2002 年发布的标准号为 WS 218—2002 的《卫生机构（组织）分类与代码》中标注的医疗服务包括医院、疗养院所、门诊部所及个体
医疗机构	《医疗机构管理条例》（2022 年修订）中提到的医疗机构是以救死扶伤，防病治病，为公民的健康服务为宗旨，从事疾病诊断、治疗活动的医院、卫生院、疗养院、门诊部、诊所、卫生所（室）以及急救站等医疗机构
健康服务业	《国务院关于促进健康服务业发展的若干意见》（国发〔2013〕40 号）提到的健康服务业是以维护和促进人民群众身心健康为目标，主要包括医疗服务、健康管理与促进、健康保险以及相关服务，涉及药品、医疗器械、保健用品、保健食品、健身产品等支撑产业

国内外学者对医疗服务产业的本质进行了诸多有益探讨，学者们主要持三种态度：一是认为医疗服务属于公共物品。俞乔等（2013）认为医疗服务不同于普通的商品与服务，医疗服务的人道主义内涵、社会公平价值以及市场不完善属性，使其具有公共物品特征。刘长秋（2016）认为基本医疗服务是指国家能够且必须提供、居民维持其生存必需且可及的、足以体现社会公平的医疗服务，是一种公共物品。二是认为医疗服务属于私人物品。Kraft（1998）认为医疗服务的“节约模式”已经超越了“社会冲突”和“集体福利”两种传统模式。旧的模式强调社会团结和分配正义，而新的模式侧重于

提高效率，将第三方付款人承担的风险降至最低，抑制成本上升，改善市场运行。Folland et al.（2010）认为医疗服务属于私人物品。世界卫生组织（2016）认为卫生经济是一个关键的经济部门，可以创造就业机会和推动包容性经济增长。龚秀全等（2013）认为中国医疗体制改革的关键在于将市场化改革进行到底，彻底实现医疗服务价格的市场化，张颖熙等（2018）认为中国健康服务业发展的目标是围绕“以人为本、健康优先”的发展理念，将健康需求作为拉动内需的重要抓手，培育和完善覆盖全生命周期的以医疗护理、康复保健、健康管理、人才培训、科技创新为一体的健康服务产业体系，使之成为最具潜力的幸福产业。三是认为医疗服务兼具公共物品和私人物品的属性。Folland et al.（2004）认为应该把公共卫生、公共预防、妇幼保健等卫生活动与具备经济属性的医疗服务进行区分，认为前者属于公共物品或准公共物品，而后者属于私人物品。Schwärzler et al.（2016）提到德国根据医疗费用支付途径区分了初级和次级医疗市场。初级医疗市场包括由私人或法定医疗保险或以税收为基础的公共支出资助的产品和服务。次级医疗市场包括通过个人消费支出提供资金的产品和服务。金碚（2009）认为医疗卫生服务是具有社会公益性的经济私人物品，蔡立辉（2010）认为医疗卫生服务作为同时兼具公共物品属性和私人物品属性双重性质的社会公共服务，无论是从医疗卫生服务的提供机构与提供方式上说，还是从筹资上说，市场作为对政府供给不足的一种有效补充可以发挥作用，陈永正等（2018）认为在福利国家模式下的医疗服务，药品、医生、医院和医疗服务因具有预算供给的本质而成为公共物品，在社会保险模式下的医疗服务，受益者支付的本质使得药品、医生、医院和医疗服务依然是私人物品，但供给这些私人物品的“医保”服务是公共物品。

综上分析，不同时期和不同体制下国内外机构和学者对医疗服务产业的内涵和外延未能形成一致观点。随着中国医疗体制改革的不断推进，医疗服务产业的定义应该基于中国医疗服务体系的特点对其内涵和外延进行定义。现阶段，中国实行社会保险模式，医疗服务以三种方式出现：一是由政府直接提供或是以政府采购方式提供的医疗服务应该被认为是公共物品，如公共卫生、公共预防和妇幼保健等公共卫生事业机构；二是由个人完全自付或由商业保险机构支付部分或全部的医疗服务应该被认为是私人物品，如医疗护理、康复保健和健康管理等医疗健康产业；三是个人部分负担、其他由社会医疗保险支付的医疗服务应该被认为是准公共物品，社会医疗保险基金是这一医疗服务方式的主要支付机构，其由个人、企业和政府共同承担医疗保险基金筹集工作，由政府制定社会医疗保险基金的筹集、支付和管理等规定，故这一医疗服务方式兼顾了私人物品和公共物品属性，这部分由公立医院、民营医院和外资医院提供医疗服务的机构集群，是为医疗服务产业。

鉴于第一种提供公共物品属性的医疗机构为公共卫生领域研究内容，故不作为本书的主要讨论对象，而后两种提供部分或全部私人物品属性的医疗机构可以认为其共同组成了广义上的医疗服务产业。从政府规制角度来看，虽然对三类医疗机构均存在政府规制，但其规制内容和目标不同，第二种医疗机构主要依靠成熟市场机制运行，而第三种医疗机构的运行需要政府规制的引导和约束，政府规制参与第三种医疗机构事项较多且其数据相对完整，故选择以第三种方式提供医疗服务的医疗服务产业为主要研究对象，实属于狭义上的医疗服务产业。鉴于上述分析，本书认为医疗服务产业是以医疗机构为生产场所，以医疗软硬件技术为基础，以医疗人员为支撑，提供满足患者（消费者）需求并由患者（消费者）和社会医疗保险共同承担费用的医疗服务和产品，提供这些医疗服务和产品的医疗机构包括公立医院、民营医院和外资医院等，具体分类如图 1-1 所示。

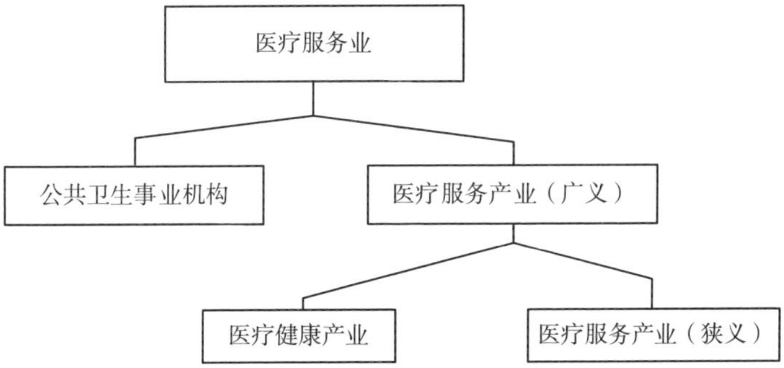

图 1-1　医疗服务产业示意图

二、政府规制

Atkinson（1980）认为规制是公共经济学应用于产业组织的工具，它探讨了政府干预产业活动有益或有害的各种方式。Stigler（1971）认为规则作为体现国家力量的工具深刻影响各产业，政府凭借其法定权利，可以运用规制引导或约束产业行为，具体规制服务于政府规制目标和产业需求，如进入规制、财政补贴、价格规制等政府规制。Kahn（1988）认为政府规制作为自然垄断产业基本制度，可以对产业的结构与经济绩效进行直接的干预。日本经济学家金泽良雄（1980）认为，规制就是国家干预，其中包括两方面内容：一是政府对社会经济活动主体实施的单纯性限制行为，二是政府对社会经济活动的各种形式的参与和干预。总之，政府规制包含了市场经济条件下政府为克服市场失灵现象建立的法律制度和以法律为基础对微观经济活动进行干预、限制或约束的一系列行为。植草益（1992）进一步将微观经济规制划分为直接规制和间接规制，直接规制又分为经济性规制和社会性规制，前者是政府为了防止发生资源配置低效、确保利用者的公平利用，对产业的准入、价格和质量的规制，后者是政府对产业可能产生的安全、健康和卫生的行为实行的规制。西方产业经济学家拉丰和梯若尔则结合博弈论和信息经济学开创了新规制经济学。

结合以上学者对政府规制内涵和分类的深入研究，得出政府规制是为了提高资源配置效率以及维护公众利益，利用行政工具和经济工具对微观经济组织进行干预的行为，政府规制的主体是政府行政机关，客体是各类经济组织①。那么，医疗服务产业的政府规制就是政府行政机关（规制机构）为了提高医疗服务产业的资源配置效率以及维护社会公众的利益，利用行政工具和经济工具对狭义医疗服务产业进行干预的行为。

三、产业效率

Worrell et al.（2003）认为生产率表示企业或经济体生产的商品和服务的数量与生产这些商品和服务所需的劳动力、资本、能源以及其他资源的数量

① 本书指狭义医疗服务产业。

之间的关系。工业企业可以通过减少浪费、降低排放、改善维护运营成本、提高生产和产品质量以及改善工作环境来提高生产率，而作为准公共物品的医疗服务产业因其自身技术经济特征，其生产效率与工业企业有联系亦有区别。Sherman（1984）阐述的医院效率是评价医院利用资源提供服务的效率，这种投入产出效率概念，也称为技术效率，与物理学、工程学以及经济学中的效率概念相一致。医疗服务产业投入要素与工业企业类似，但产出要素除满足经济效益外，还需满足社会效益，Newhouse（1970）提到早期医疗服务产业效率最大化起始于对医疗服务数量的追求，并认为数量最大化意味着（假设需求曲线向下倾斜）该产业需要将价格保持在最低水平，因其非盈利特征可能导致资源分配不当，使医疗服务机构倾向于生产质量较低的产品。随着医疗服务产业效率研究不断深入，Chilingerian et al.（1990）较早地将医疗质量引入医疗服务产业效率评价中，随后不断有学者将社会需求引入该产业效率评价中。

本书所指医疗服务产业效率是该产业利用劳动力、资本、资产等投入要素提供满足经济和社会需求的医疗产品或服务的效率。

四、规制效果

政府规制效果分为规制实施前和规制实施后两类。前者一般使用成本收益分析法，是政府规制效果评价最先使用的工具，以货币单位为基础对成本和效益进行估算和衡量，其目的是提前评估政府决策可能引起的福利变化，为促进更有效的资源分配提供依据。1936 年，罗斯福为了应对美国经济危机，最早将成本收益分析法用于《洪水控制法案》，该方法被美国认为是应对市场失灵和政府失灵的有效方法，随后逐渐用于包括环境治理在内的其他政府项目（谢寄博，2016）。自此，成本效益分析法成为很多国家进行政府规制效果评价的方法，席涛（2007）发现美国、欧盟和经合组织实施包括提出议案、制定法律法规、事中监管和事后评估在内的制度已达成共识，其中运用成本收益分析或成本有效性分析的方法，评估法律法规对经济、社会和环境的影响，旨在提高监管效率。随着成本收益分析法研究的不断深入，也有学者提出了批评意见，Damart et al.（2009）认为成本效益分析存在使用局限：一是受所用数据质量的限制；二是估计成本和效益难以预测；三是无形效益的估价问题；

四是评估项目较昂贵且需要专业人员参与实施。Marseille et al.（2015）认为许多国家在评估卫生干预措施时使用世界卫生组织推荐的成本效益分析法设定阈值，对这些阈值的依赖降低了成本效益分析的价值。

政府规制实施后效果的系统实证分析始于 Stigler 和 Friedland 于 1962 年发表的论文，该论文试图衡量国家委员会的价格规制对特许电力公司的监管效果，结果表明佣金监管对电价几乎没有影响。政府规制效果研究的逻辑起点是为了验证解决市场失灵或政府失灵的政策是否有效，自 1962 年以来，已经有大量关于政府规制效果的学术研究，这些研究分布于众多行业，使用不同类型的数据和各种定量方法从不同方面来衡量规制效果。需要注意的是，虽然多年研究表明，政府规制对受规制公司的行为和绩效会产生重大影响，因判断规制效果的侧重点不一，政府规制效果评价往往是结合产业特点、经济环境、规制目标等得出的特定结论，故不能一概而论地给出规制效果结论。学者们较为集中地研究了政府规制对价格、成本、质量的影响效果，在生产率和技术效率方面，尤其是医疗服务产业中还存在深入研究的空间。

本书所指规制效果是指政府实施规制行为之后所产生的结果，规制效果既可以从经济角度来评价，也可以从社会角度来评价，但都应满足科学评价的要求。规制效果评价是指政府实施规制后对规制客体产生的经济影响、社会影响等进行评价，可以为今后优化规制决策提供依据。本书所指医疗服务产业的政府规制效果是指政府行政机关（规制机构）为了达到提高医疗服务产业的资源配置效率以及维护社会公众利益等规制目标，所实施的准入、价格、质量、安全和公平等规制对医疗服务产业效率的影响效果。

第二节　医疗服务产业政府规制研究综述

本节通过对国内外文献的研究，反映医疗服务产业政府规制相关研究现状，并对医疗服务产业政府规制需求、规制内容和规制效果评价进行归纳和总结。

一、医疗服务产业政府规制需求

政府与市场的关系是国内外学者讨论医疗服务产业改革的重要话题，因该产业较其他产业具有一定特殊性，且不同国家的政治、经济、文化和社会环境不同，导致政府规制需求讨论侧重点不同，主要集中在市场失灵与政府规制、政府失灵与政府规制、双失灵与激励性规制三方面。

（一）市场失灵与政府规制

学者们从信息不对称、公平性和外部性方面探讨了医疗服务产业的属性和政府规制存在的原因。

在政府规制纠正医疗服务产业因信息不对称导致的供给诱导需求方面，Arrow（1963）认为医疗服务中存在信息不对称，市场存在的道德风险使需求方出现过度消费，供给方出现“供给诱导需求”。Evans（1974）也认为医生和患者之间存在显著的信息不对称，通过验证两种医生行为，证明了医生的诱导会导致过度医疗服务，如果考虑这种医疗服务供给方的影响，传统的医疗需求模型就已经失去说服力。Wennberg et al.（1982）通过研究医院人均普通外科手术量时，也得到相似的结论。Wilson（2001）研究发现患者可以描述他们的症状，但是他们没有足够的信息将其症状与药物或特定类型治疗过程联系起来。这种现象导致医生与患者之间存在不平等的权力关系，前者可能为了自己的利益而侵害后者的利益。因此，医患之间权力关系需要具备机构设置、标准制定和监督管理等功能的医疗服务管理机构进行动态调节。诸多学者认为医疗服务产业信息不对称导致的市场失灵需要政府规制来控制。

在政府规制支持医疗服务产业提供公平医疗服务和产品方面。Lindsay（1969）认为每个人都应“平等地获得”现有医疗资源，患者接受医疗服务应由其就医需求决定而不是经济状况。Blackstone（1975）从平等保护、最低福利和正义标准方面探讨了健康权的宪法和道德基础。Peters et al.（2008）发现中低收入国家（LMIC）穷人获得医疗服务的机会较少，在医疗服务质量、可及性和可负担性等方面存在差距。Bloom（2008）认为医疗服务市场之所以不能最有效或最公平地分配稀缺资源，首先医疗服务具有“公共产品”特征，如医疗服务设施，如果让它进入市场的话，其供应将会不足；其次医疗服务提供的疾病预防服务，具有明显正外部性；再次市场将导致重大医疗支出风险保险不足；最后市场无法弥补不平等获得卫生资源的问题，因而需要政府对医疗服务市场进行干预。总的来说，学者们认为医疗服务产业如果仅通过市场机制运行，难以提供公平有效的医疗服务，因此需要政府规制积极筹划使人们平等获得医疗资源。

在政府规制保障医疗服务产业正外部性方面。虽然存有争议，但现实环境中医疗服务产业的外部性特征确实存在，如 Miguel et al.（2004）指出非洲近一半的疾病负担是由传染病和寄生虫病引起的，治疗这些疾病将减少由此引发的疾病扩散，还指出相关疾病就医费用的补贴具有重要作用。Carande-Kulis et al.（2007）指出预防性医疗服务的外部性可能会损害医疗资源分配效率，以各国应对新冠疫情为例，有学者认为新冠疫情在全球范围暴发和流行，暴露出了医疗资源依旧严重短缺和供需不平衡等问题（Ezekiel et al.，2020；Capanna et al.，2020），这反映了一些发达国家的医疗资源都呈现稀缺的状态，医疗救治的需求远超于服务供给（丁宁等，2020）。因此，Folland et al.（2007）认为由于医疗服务市场外部性强，产品无法通过市场得到充分满足，这就要求政府通过规制进行干预。

（二）政府失灵与政府规制

政府通过规制调整因市场失灵导致的医疗资源配置失衡时，需要对改善服务质量、社会公平以及信息不对称等多目标进行平衡。如医疗服务或产品的价格规制，一般不采取市场价格，而常使用政府指导价、低于成本价或第三方支付的市场价格等定价方式。在处理市场失灵引发的系列问题时，政府规制机构受制于信息不对称和自身局限，政府失灵同样存在，国内外学者多从供给不足、市场信息不对称、公共权力垄断与寻租行为等方面探讨医疗服务产业的属性和政府规制失灵的原因。

在政府规制导致医疗服务供给不足方面。Pauly（1986）指出美国医疗服务大部分由中高收入人群通过保险或现金购买，政府对医疗服务的税收补贴间接流向这些人群，税收补贴政策实际损害了低收入人群的福利。Beauchamp et al.（2001）认为政府的政策往往反映出社会强势群体的价值诉求，因此在医疗保障领域，往往是更富有的阶层能够从政府提供的保障中获得更多的利益，而低收入群体需要政府更多的帮助，这违背了政府期望提供公平医疗服务的初衷，由此产生了结构性供给不足。Stevens（2015）指出，英国政府建立的英国国家医疗服务体系（NHS）或是“就医难”的主要原因。

在政府规制进一步导致信息不对称方面。Bennett et al.（1997）认为政府规制加剧了医疗服务市场的信息不对称程度。龚秀全（2010）指出，医疗市场也存在信息不对称以及医疗服务生产的垄断性。Leonard et al.（2013）指出，政治家、官僚机构，管理者及医生可以制造可控的信息不对称现象，这种垄断权力一旦被滥用，会导致大量的寻租、腐败行为，进而加剧了医疗服务市场信息不对称。

在公共权力垄断与寻租行为方面。朱俊生（2016）发现面对患者，公立医院的卖方垄断主要体现在交易地位的不对称，几乎所有国家都建立了特殊的体制和政策来解决医疗的供求矛盾，但他认为中国的医疗服务供求失衡的根本原因在于行政管制导致的垄断问题，实施有效的激励机制是医疗体制改革的方向。Das（2008）分析了公共权利垄断的原因，一是法律对竞争的限制，二是通过资金和财政补助创造的不公平竞争平台，三是低于成本价提供产品与服务，四是供给自由市场无法提供的产品。

（三）双失灵与激励性规制

因信息不对称、外部性和公平性导致市场失灵出现，需要政府规制来规范市场行为，提高医疗资源配置效率，但政府因为存在委托代理问题、供给不足问题和公共权力垄断寻租等问题导致政府失灵出现，进而出现市场和政府双失灵现象。在克服双失灵方面，针对一种失灵采取的规制方法不能起到作用，曹永栋等（2010）认为激励性规制可能会是一种较好的解决方案。为了解决在信息不对称的前提下规制者与被规制者之间的委托代理问题，即所谓的逆向选择与道德风险等问题，Laffont et al.（1986）认为在道德风险条件下，规制者不能补偿企业的全部成本，此时企业出现低产出的倾向。植草益（1992）对激励性规制理论进行了梳理和总结，认为该理论是在保持原有规制结构的条件下，给予被规制者一定竞争刺激和效率提升引导，促使被规制者提高内部效率。曾广录等（2013）认为相对于传统规制而言，激励性规制关注的是企业产出绩效和外部效应。在医疗服务产业中市场失灵和政府失灵现象同时存在，王文素（2014）认为医疗保障必须作为准公共物品和服务提供给所有公民。在医疗保障提供市场上，既存在“市场失灵”，也存在“政府失灵”。在“双失灵”同时存在的情况下，必须两者结合，取长补短，有效克服其各自“失灵”的一部分，攫取其各自“有效”的一部分。

综上所述，中国医疗服务产业在政府与市场双重失灵条件下，完全依靠市场或政府很难兼顾医疗资源供给的公平和配置高效率，需要运用规制经济学理论指导政府实施激励性规制。不同类型的政府规制有着明确的规制目标，为了考察规制的激励性，需要对以往和现有政府规制进行效果评价，通过动态评价调整政府规制内容、方向和强度，最终实现基于中国规制目标下的激励性规制理念，解决卫生资源配置公平与效率等问题。

二、医疗服务产业政府规制内容

在政府规制分类研究方面，Wilson（1984）将规制分为收益分散成本分散、收益集中成本集中、收益集中成本分散和收益分散成本集中四类。Spulber（1989）将规制分为直接干预市场竞争的规制、直接干预生产者的决策而影响市场配置的规制、直接干预消费者的选择而影响市场配置的规制。植草益（1992）将政府规制分为经济性规制和社会性规制。在医疗服务产业政府规制具体分类方面，周小梅（2006）认为完整的医疗服务产业政府规制体系应包括经济性规制和社会性规制，经济性规制又细分为价格规制、准入规制、医生执业规制和医院管理规制等，社会性规制又细分为安全性规制、公平性规制、信息披露规制和对规制者的规制等。限于研究重点，本书对医疗服务产业中的价格规制、准入规制、质量规制、安全规制、公平规制和管理规制的必要性、现存问题、解决方向的文献做如下归纳总结。

（一）价格规制

中国医疗服务产业价格规制包括药品价格、大型设备检查价格和基本医疗服务价格等细分规制。在该产业实施价格规制的必要性方面，杜创（2013）认为若没有价格规制则作为垄断者的医疗机构没有必要实施过度医疗，通过一次性收取高额诊费即可获得全部垄断租金，但低收入者将面临诊疗不足的问题。在不完善的价格规制导致的问题方面，Liu et al.（2000）发现中国医疗服务产业中存在违反价格法规（收取超过规定费用的费用）、过度提供有利的高科技服务和过度开药等问题，低监管收费不能减轻患者的经济负担，扭曲的医疗收费会导致服务提供扭曲，进而导致医疗资源配置效率低下。佟珺（2010）认为我国医疗服务费用大幅、快速增长导致了医疗服务可及性下降，不合理的医疗服务费用结构意味着医疗资源的滥用和浪费，由此导致了医疗资源供给的公平性问题与医疗资源利用效率的低下。刘小鲁（2011）研究发现，在医药一体化背景下，单纯的诊疗费规制不会导致过度治疗，“以药养医”以及“以械养医”是政府对诊疗、药品销售以及医疗设备使用收费进行系统性价格规制的结果，如果改革能形成竞争性的药品零售市场，则无论医药分离程度如何，竞争将消除“以药养医”，但会造成更大幅度的“以械养医”，反而会在医疗体系价格管制的基础上造成新的社会福利损失。

在解决以上问题方面，李丽（2006）利用微观经济学、规制经济学和卫生经济学的相关理论，论证了医疗服务价格规制无论对于患者还是医疗服务供给者都具有不同寻常的意义。相关政府规制还应该在法律框架下与医疗服务供给者就医疗服务价格或者医疗费用的支付方案、支付方式等进行谈判，最终规定医疗服务供给者得到补偿的条件，李丽（2006）认为医疗服务价格规制的内容应当包括价格水平的确定和调整、价格结构的控制、医疗费用支付方式的确定和调整。卢洪友等（2011）认为改革开放以来，中国的医疗服务体制改革并未有效地起到缓解医疗服务市场信息不对称问题的作用，也没有起到解决“看病难、看病贵”问题的作用，通过引进竞争强化市场机制在医疗服务市场中调节作用的改革思路是否适合中国值得反思，解决中国现实中普遍存在的医疗服务价格虚高、医患关系紧张等突出问题，必须回归医疗服务的公益性，需要政府更多地参与其中，并有效发挥价格规制、市场监管以及外部性矫正等功能。

医疗服务产业价格规制肩负着实现中国医疗服务公益性、可及性和公平性的责任，基于该产业价格规制存在的问题和解决方向，需要通过价格规制效果评价实现政策实施效果的测评，为进一步完善政策体系提供依据。

（二）准入规制

医疗服务产业准入规制包括医疗服务机构、医疗服务从业人员、医疗服务技术和设备等细分规制。曲振涛等（2006）认为，准入规制是政府对企业进入某一市场或专家进入某职业的规制，限制着买卖双方定约的机会。林皓等（2006）认为，美国医疗服务市场的进入规制主要有新医院加入的规制、旧医院扩建的规制及新增医疗仪器设备的规制。

在医疗服务产业实施准入规制的必要方面，Havighurst（1986）指出医疗市场多元化的供给方式有利于消费者福利的提高。Andritsos et al.（2014）认为在一定条件下，私人医疗机构的存在有利于公共医疗系统的发展，病人的等待时间将减少以及医疗费用降低。在不完善的准入规制导致的问题和解决方向方面，赵建国等（2019）认为现有准入规制并没有有效控制医疗成本，降低患者就医负担，提高医疗服务质量。基于此，中国政府医疗服务规制改革应以公益性为目标，放松行政性准入规制，结合多种社会性规制措施，增加医疗服务供应主体，采用一种有管理的市场化运作模式。朱晓红（2010）认为公共医疗服务领域中民间资本的引入对于打破公立医院的垄断，实现医疗公正的作用日益凸显。戴悦等（2015）认为需要建立激励医疗服务供给方采取公益行为的体制安排，建立介于政府控制与自由市场竞争之间的准市场机制，建立基于规则公平和程序透明的监管体系，实现医疗服务的价值回归。邓国营等（2013）研究发现，民营医疗机构就诊的患者医疗费用显著低于公立医疗机构，而且以患者满意度与就诊等待时间来测度的医疗机构服务水平与质量显著高于公立医疗机构，认为中国当前医疗体制改革进程中，加大市场的竞争力度，鼓励或推进民营医疗机构在中国的发展，以及鼓励包括国有企业所办医院在内的部分公立医院的改制重组，将有益于“看病难、看病贵”这一问题的解决。

医疗服务产业准入规制肩负着实现中国医疗服务公益性、可及性和公平性的责任，基于该产业准入规制存在的问题和解决方向，需通过准入规制效果评价实现政策实施效果的测评，为进一步完善政策体系提供依据。

（三）质量规制

在医疗服务产业实施质量规制的必要性方面，Satterthwaite（1979）认为医疗服务的质量非常重要，人们通过口口相传的方式来传递医疗服务质量信息，将会影响患者对医疗服务的选择权。周小梅（2006）认为由于医疗服务产业的特殊性，服务质量的控制同一般产品相比显得更为重要，医生与患者之间的信息不对称使得患者无法准确了解服务质量，而质量恰恰是最关键的福利参数，所以基于保护患者利益的初衷，管制机构应该加强对医疗服务质量的管制。

针对不完善的质量规制导致的问题，多位学者的调查研究表明，中国医疗质量监管存在不足，需要加强对医疗质量的监管，以及完善医院激励机制。林章等（2013）通过对公立医院质量规制现状的研究，发现政府财政补偿不足以及医生工资待遇偏低是导致医疗机构忽视医疗服务质量的首要原因，其次为缺乏有效的质量监管手段，医院、医生激励机制设计不合理等，同时认为政府对医院的补偿不足是影响医院质量规制的危险因素，应适当加大政府对医院的财政投入，提高医生的工资待遇，加强对医疗质量的监管，完善医院激励机制。易丽丹等（2017）调查了深圳市 10 所医院，发现医院医疗质量监管职责落实不到位的情况较多，市属医院及区属医院均希望建立和完善医疗质量管理信息化系统。孙蓉蓉等（2020）调查了 256 家医院的质量监管组织结构，发现医院在质量管理上还需要建立结构合理、功能定位明确的质量管理组织体系，进一步推动质量管理信息系统建设，并积极推进质量管理工具应用。

医疗服务质量作为医疗服务产业的核心保障要素，也是广大人民群众寻医问药最关切的影响因素，质量规制的建立、监督和管理是必要的。因此，急需对中国医疗服务产业质量规制现状、问题及其效果进行深入研究，为建立有效的质量规制体系提供依据。

（四）安全规制

世界卫生组织对患者安全的定义是“任何人都不应在医疗过程中受到伤害”。2019 年 5 月，第 72 届世界卫生大会通过了题为“患者安全：全球患者安全行动”的决议，核准设立世界患者安全日。2019 年 9 月 17 日举办了首个世界患者安全日，其主题是“患者安全：一项全球卫生重点”，其口号为“为患者安全发声”。医疗服务产业中的就医安全问题受到国际社会的重点关注。患者安全一般涉及三个方面：一是过度医疗导致的患者安全问题，二是对患者所需医疗服务供给不足导致的安全问题，三是医疗事故导致的安全问题。

在医疗服务产业实施安全规制的必要性方面，医疗差错在全球医疗系统中普遍存在。美国医学研究院（Institute of Medicine）在《错误人人皆有，构建一个更安全的保健系统》一书中，研究发现美国每年有 4.4 万人死于就医过程中出现的医疗差错，并指出每年死于药物错误的人数比死于工伤的人数还要多，医疗领域安全问题已经成为医疗服务领域面临的最迫切、最普遍的问题。书中通过大量案例说明，虽然医务人员个人因素导致的医疗差错不可避免，但约 90% 的医疗差错并不是由医务人员或团队过失导致的，而是管控医疗安全的流程、体制和规制未能有效发挥作用造成的。根据中国卫生健康委发布的《医疗安全（不良）事件数据年度报告》（2017 年总第 7 期）披露的数据，全国医疗质量抽样调查中抽取的 2017 年度 4392 家医疗机构不良事件的发生率为 0.61%，2017 年 1 月 1 日至 5 月 31 日全国各级医院自愿上报的医疗安全（不良）事件信息为 7424 例，从医疗安全（不良）事件发现时患者所处的服务状态来看，住院服务时段占 47.10%、输液服务时段占 10.41%、药物治疗时段占 7.06%、手术时段占 4.74%、医技检查时段占 4.31%、输血时段占 3.31%、门诊时段占 2.49%。国家药品不良反应监测中心 2020 年发布的《国家医疗器械不良事件监测年度报告（2019 年）》显示，2019 年国家医疗器械不良事件监测信息系统接收可疑医疗器械不良事件报告 39 万余份，每百万人口平均报告数为 297 份，全国 96.70% 的区县报告了医疗器械不良事件。Liu et al.（2020）通过对国内医生的访谈发现，97.8% 以上的医疗差错发生在临床科室。知情同意义务履行不到位是各医疗科室［内科（12.86%，$N=36$）、外科（14.57%，$N=106$）、专科（13.16%，$N=86$）］的最大医疗差错，其中医疗差错类型可能与医生使用的治疗手段有关，如外科常见手术失误，内科常见诊断失误，专科常见治疗失误，缺乏临床经验和不良的工作制度设计是导致医疗差错发生的原因。以上数据至少说明在国内外医疗不良事件已经成为影响患者健康的重要因素，因此降低医疗服务产业中的安全风险，保障患者就医安全已十分迫切。毋庸置疑，有效的医疗安全规制建设与实施是防范医疗风险，最大限度保障医疗安全的有力措施，因此安全规制已成为各国医疗改革重要内容之一。

在完善的安全规制方面，美国通过设置监管机构以及出台多部法案，鼓励成立患者安全组织以及医疗风险的管理组织，保护和促进医疗安全信息的报告、收集、分析与共享，采取相关规制促进医疗服务形成非惩罚性、安全的环境，同时，英国、澳大利亚、加拿大和日本等国也相继设置了保障医疗安全的机构，并制定了较为完善安全规制（崔小花等，2011；成岚等，2011）。Stock et al.（2007）发现建立医疗安全、全面质量管理和组织文化可以有效减少医疗事故。中国政府针对医疗服务产业安全，出台了多项法律法规及行政规章制度（岳远雷等，2019），同时中国还将医疗安全写进了 2020 年 6 月 1 日起实施的《中华人民共和国基本医疗卫生与健康促进法》。王芳等（2019）认为防范医疗风险和保证患者安全已成为医疗行业关注的重要问题，患者安全文化作为医疗机构保障患者安全的重要理念，要求医务人员在价值观和行为规范上形成对患者安全的认知，定期评估和加强患者安全文化建设是医院开展患者安全管理的重要方法之一。

医疗服务产业如果缺乏有效的制度约束，便会产生一系列危害患者健康及安全的隐患。政府实施的安全规制是防范医疗风险的重要手段，随着医疗服务产业中安全规制的陆续实施，需要通过安全规制效果评价实现政策实施效果的测评，为进一步完善政策体系提供依据。

（五）公平规制

前文已就提供公平医疗服务环境的必要性做了讨论，下面结合本书研究重点，主要讨论医疗服务公平性方面依然存在的问题。早期研究中，平新乔（2003）通过对农村医疗保健融资机制的研究指出，中国西部（11 省、区）的农民的医疗卫生负担与东、中部农民相比，呈累退趋势，即越穷负担越重。王绍光等（2005）基于三次国家卫生服务调查的结果，对中国城市卫生保健筹资和服务利用的不平等程度进行了实证分析，发现以市场为导向的卫生改革不但没有解决医疗费用上涨问题，反而加剧了这一问题。

为了降低健康不平等，使弱势群体健康得到持续改善，完善社会医疗保险制度成为新医改的核心工具，李永友等（2016）认为中国新医改后，医疗保险覆盖面的扩大和医疗服务保障能力的提高，实现了一定程度的正义性，使最穷收入分组成为新医改后公共住院服务的最主要受益群体，“看病难”“看病贵”在一定程度明显缓解。卢洪友等（2019）研究发现包括基本社会保险在内的中国财政再分配工具具有显著减贫效应。卢盛峰等（2018）研究发现来自政府、企业以及居民间的转移性救助资金更多地被低收入群体所获得，即中国现行转移支付体系具有较好的“精准扶贫”效果。也有学者指出，医疗服务产业中的不平等依然存在，Zhao et al.（2020）利用中国健康与营养调查（CHNS）数据集对中国医疗服务水平不公平的成因进行了调查，发现中国不同户籍和不同地区间依然存在不公平现象。

社会医疗保险政策作为医疗服务产业公平规制的重要工具，依然存在提升空间，随着该产业公平规制的不断深入实施，需要通过公平规制效果评价实现政策实施效果的测评，为进一步完善政策体系提供依据。

（六）管理规制

医疗服务产业管理规制是指医疗服务机构内部管理和考核规制，这些规制对该产业高效运转起到重要作用，中国学者也较早地认识到管理规制对该产业的重要性。在不完善的管理规制导致的问题方面，史金兰（2004）对某医院“托管制”试点研究发现，医院重点在人事制度和分配制度改革方面寻求突破，通过建立平等竞争、择优上岗的用人机制，营造了优秀人才脱颖而出的内部环境；建立绩效优先，兼顾公平的分配机制，激发了“三高”人员争先创优的工作热情。但整体来说，赵迎辉（2012）认为由于政事不分、管办不分，公立医院依然存在所有权、决策权、经营权“三权”不清，投资、经营、管理“三大主体”混淆的问题。叶俊（2016）发现中国医师资源过分向大城市和大医院集中，卫生人力资源结构和配置极不合理，加重了公众“看病难”问题。为了进一步规范医疗服务产业的运营，2017 年国务院办公厅发布的《建立现代医院管理制度的指导意见》中对建立、健全现代医院管理制度的总体蓝图及要求作了详细说明。周小梅等（2018）认为中国各地医疗服务产业基本进行了“管办分离”改革，但目前医疗服务产业依然存在未实现真正的“管办分离”、医疗机构声誉主要通过政府评级形成、推动组建医联体尚缺乏激励制度、医师多点执业面临困境等问题。李程玉等（2020）通过对某市公立三甲医院的效率测评，发现仅有半数医院达到运营效率有效，其运营效率整体水平有待提高。苏宝利等（2020）认为在院长负责制下，公立医院院长实质是作为政府的代理人全面行使公立医院的决策权和经营权，导致院长的权力过于集中，部分医院存在“一言堂”现象。

在完善的管理规制的方向方面，李杏果（2019）认为管办分离的关键是要打破公立医院与政府间的行政管理关系，重塑政府在医疗服务中的作用，在保持公立医院产权国有的基础上，通过公立医院去行政化改革，实现公共部门与私营部门管理的有效结合，政府与市场作用的充分发挥，以最大限度地提高公立医院的绩效。李岩（2019）发现中国医师多点执业试点还存在国家立法滞后、医疗责任风险分担制度不健全、传统人事管理制度存在障碍、基层医疗机构人才流失、医生面临双重阻力等方面的问题，并提出完善医师多点执业的法律规范、通过医师责任保险来化解多点执业医疗风险、改革医师人事制度、构建竞争性的薪酬体系以防止人才流失、打造医患利益共同体等建议。

医疗服务产业管理规制事关中国医疗服务现代化、规范化和高效化，基于该产业管理规制存在的问题和解决方向，需通过管理规制进行实施效果的测评，为进一步完善政策体系提供依据。

三、医疗服务产业政府规制效果

（一）政府规制效果评价方法研究

早期政府规制效果研究主要集中于价格、成本和质量方面。Noll（1974）分析美国医疗服务产业系列规制的原因，认为当时脱离市场激励制度的若干规制导致了医疗服务机构低效运营，政府规制应通过设置更全面、更科学的质量标准，才能提高医疗服务质量的效率。Joskow（1980）在竞争和规制对医院病床数的研究中，将规制作为虚拟变量引入简单排队模型，并将规制实施年数作为规制强度进一步研究规制效果，结果表明竞争会导致医疗服务数量和质量出现不经济的增长，而实施医疗报销标准规制显著影响医疗机构的病床供应数。Sloan et al.（1980）总结了 20 世纪美国医疗服务产业政策，认为政府规制通过对人员和设施的许可以促进质量，而后为了改善医疗服务可及性和纠正医疗市场中双失灵现象，推出的初期自愿后期强制的医疗计划导致医院成本大幅增长。通过面板数据将不同政府规制强度分为新规制和成熟规制，将其作为虚拟变量引入回归模型，测评了当时三种医院规制（准入规制、价格规制、质量规制）的实施效果，结果表明政府规制未能有效控制医疗费用。Melnick et al.（1981）将政府规制作为虚拟变量通过线性模型验证规制效果，还通过有无价格规制的两组观测数据比较了规制的独立性。Sloan（1981）研究政府规制效果时，将代表是否实施价格规制的虚拟变量设置为1和0进行验证，结果表明价格规制会使医院通过增加患者人数，绕开具有约束力的规制限制，导致患者住院时间减少或享受更少的医疗资源。Sloan（1983）进一步将不同地区价格规制分为不同强度的六类虚拟变量进行效果评价。Hadleyet al.（1989）将医疗保险覆盖率较早引入医疗成本的影响因素研究中，其中政府规制以虚拟变量出现。Joskow et al.（1989）总结规制效果的评价方式：一是比较受规制和不受规制的公司或市场；二是比较规制强度的变化；三是受控环境实验；四是受规制公司的结构估计或模拟模型。Joskow还强调将规制设置为虚拟变量的方法已被广泛使用，应用面板数据可以提高对政府规制效果检验的能力。Lanning et al.（1991）在研究价格规制的效果时，区分了其对医疗费用和医疗费用决策的影响。Antel et al.（1995）验证政府规制对医院成本的影响效果时，将规制影响的医疗费用占总医疗费的比例作为规制强度的代理变量进行了验证。Liu et al.（2000）分析了当时中国医院定价政策的扭曲效应，即存在违反价格法规（收取超过规定费用的费用）、过度提供有利可图的高科技服务以及药物处方过多的问题，研究表明，低收费制度并不能减轻患者的经济负担，医疗费用的扭曲会导致服务提供的扭曲和医疗资源效率的降低。

近三十年来，政府规制影响医疗服务产业效率方面逐渐丰富起来。Alexander et al.（1994）较早进行将护士的离职率作为医院生产效率的代理变量的影响因素研究。Vitaliano et al.（1996）较早提出应用随机前沿回归方法估计医院的效率，提出了医疗保险制度、员工制度和工作规则可能影响医疗服务产业效率的推测。Menon et al.（2000）将英国实施DRG付费制度前后的医院分为两个观测样本，通过对比技术效率变化，来验证价格规制的效果，结果表明 DRG 付费制度实施后医院的技术进步有所放缓。Crivelli et al.（2002）将瑞士实施不同规制的医院分为两个观测样本，通过随机前沿回归方法估计医院的效率，发现不同类型的规制似乎与效率没有重大关系。Chang et al.（2004）采用数据包络分析来评估我国台湾地区国民健康保险计划对医院运营效率的影响，对计划实施前后的医院分别测算效率，发现随着计划的实施，医院的效率平均下降。

随着产业效率测算方法的成熟，更为深入的政府规制效果测评方法逐渐被提出。Guven-Uslu et al.（2008）通过数据包络分析得出越南各地区医疗服务产业效率后，将保险支付医疗费用占医疗总费用的比例代表医疗保险制度实施强度，通过 Tobit 模型对效率决定因素进行回归分析，结果表明保险计划的推出导致了医院效率的降低，可能的原因是医院追求利润的过度诊疗行为。Tiemann et al.（2009）通过数据包络分析得出德国各地区医疗服务产业效率后，将医院所有权设置为虚拟变量，以 DEA 效率得分作为因变量，利用线性回归模型进行分析，结果表明公立医院的绩效明显优于私立营利性和非营利性医院，医院规模与效率之间存在显著正相关，竞争压力对医院效率具有显著负面影响。Ferrier et al.（2010）通过方向距离函数得出美国各地区医疗服务产业效率后，将系列规制设置为虚拟变量，以效率得分作为因变量进行回归分析，结果表明在执行政府规制的州中，不论此项规制的强弱如何，医院部门在总体技术和混合效率方面表现更好，因此有效的政府规制可以改善资源分配和降低社会成本。Rosko et al.（2014）通过随机前沿分析测算美国医院效率，将质量规制设置为虚拟变量，进行回归分析，结果表明质量规制可通过减少服务重复来提高医院效率。Sommersguter-Reichmann et al.（2015）通过数据包络分析测算奥地利医院效率，通过有关政府规制实施前后对比发现，政府规制对医院效率的提升可能具有重大影响。Karmann（2017）通过数据包络分析和 Malmquist 模型得出德国医疗服务产业全要素生产率，发现德国医院生产率增长与医疗费用报销制度相关，医院改革措施应始终与报销激励措施保持一致。Lamboy-Ruiz et al.（2019）研究了以美国州社区福利法规为代表的公平规制对美国非营利性医院提供慈善照护数量和运营效率的影响，研究结果表明这类政府规制使非营利性医院提供的慈善服务和补偿性服务有所减少。

国内学者集中于电力、煤炭、航空等产业的规制效果评价研究。肖兴志

（2005）较早地研究了中国电价规制的效果，将是否实施规制分为两组观测数据讨论规制效果。肖兴志等（2008）进一步将产业规制分类赋值后作为虚拟变量进行回归分析。王萍等（2008）在对中国民航业政府规制效果评价时将规制分类赋值，分别检验了政府规制对数量、质量和利润的影响。肖兴志等（2008）沿用相似方法对中国电信产业政府规制效果进行了研究。肖兴志（2011）将要素投入结构代表政府规制对中国城市水务产业进行了分析。李婧（2013）在研究环境规制对企业技术创新效率的影响时，将规制设置为虚拟变量进行回归分析。唐天伟等（2013）利用相似方法对中国生态产业的政府规制效果进行了评价。张肇中等（2014）讨论了乳制品安全规制效果。付晨玉等（2018）讨论了 P2P 网络借贷的产业规制效果。近年来，学者们在医疗服务产业已有少量研究。李丽（2006）讨论了医疗服务市场政府规制内容。蒋建华等（2011）将药品规制设置为虚拟变量讨论了政府规制对医疗费用的影响效果。吴斌珍等（2011）采用相似方法讨论了政府规制对医药价格的影响效果。刘西国等（2012）同样对医疗费用进行了讨论，认为医疗保险的推广同样可以起到费用规制的作用。刘素坤等（2013）将医药价格规制分组利用双差分模型讨论了其对医疗支出的影响。迟垚等（2013）利用模糊综合评判法对医院费用规制效果进行了综合评价。张睿等（2015）将医药价格规制分组利用双差分模型讨论了其对成本、质量、费用和人数的影响。在效果评价研究方法上，朱岩（2015）总结了四种规制效果评价方面的研究方法：一是设置虚拟变量法，该方法用于比较分析两个企业或市场样本在有规制和无规制条件下的市场行为与绩效的变化；二是规制强度法，该方法用于比较不同规制强度下的企业绩效；三是利用环境控制实验，当现实不能提供完备的信息时，就需要根据假说设计一个类似的实验，如实验室实验法和区域实验法，该方法根据不同的经济环境设计或在一定区域范围内设计经济环境和制度系统变化，观察真实规制政策的影响；四是模拟法，该方法因需要完整准确数据而具有较大难度。

综上，国内外在医疗服务产业政府规制与成本、数量和质量方面的研究已较为全面，但此类研究未能全面反映政府规制效果。政府规制与产业效率的研究被认为可以全面反映政府规制的效果，但国内外在这方面研究较为薄弱：一是该产业政府规制效果的研究范式虽已逐渐成熟，但国内外在系统验证政府规制效果方面仍有提升空间；二是中国医疗服务产业中系统验证政府规制在产业效率层面的效果尚需进一步研究。

（二）医疗服务产业效率测评方法

国内外关于医疗服务产业效率的评价研究一般分为主观评价和客观评价两类。在客观评价方法上，国内外学者多使用两阶段 DEA 模型、三阶段 DEA 模型、Bootstrap-DEA 模型和 TOPSIS 方等法计算（于珺，2019；雷瑞杰等，2019；李萌等，2019；庞瑞芝，2006），偶有学者使用人工神经网络法（奉莹，2013）、因子分析法（范爱军、王丽丽，2009），距离函数法（O'Donnell et al.，2013）等。在主观评价方法上，国内学者应用了层次分析法（梁敏，2004；陈芝，2009）、德尔菲法或专家打分法（雷磊，2014）、模糊综合评价法（曹细玉，2001）和灰色关联度分析法（汪炜，2012）、平衡记分卡、目标管理法（Liao，2019）等效率评价管理工具。

本书根据研究需要选择由 Charnes et al.（1981）提出的数据包络分析（DEA），这是一种用于衡量决策单位效率的模型，主要面向公共和非营利部门中的效率测评。Sherman（1984）认为数据包络分析在确定医院效率方面比以前使用的效率评估技术[①]更好，建议将其作为帮助识别和衡量医院效率低下的一种方法，以此促进提高效率并降低医疗成本。Valdmani（1990）发现这种方法是非参数的方法，可用于比较多个人员与资本（投入）和服务（产出）之间的关系，这些特点在研究医院效率方面特别有用。Färe et al.（1994）将基于 Malmquist 生产率指数与数据包络分析（DEA）结合起来，使得 Malmquist 指数得到了广泛使用，通过比较各个医院的效率的年度变化，可以同时确定医院生产率的总体趋势，并认为该方法因为可以剔除影响医院效率的外部影响因素，所示实际上优于传统 DEA。O'Neill et al.（2008）认为提高医院效率的 DEA 方法已经适应了许多医疗保健系统，因此具有流动性和多功能性。Hollingsworth（2008）对 317 篇有关衡量卫生服务前沿效率的论文进行归纳，发现论文所使用的方法主要基于非参数的数据包络分析。Hamzah et al.（2019）发现用于衡量医疗服务产业效率的两种主要技术是随机前沿分析

① 如比率分析和计量经济回归分析。

（SFA）和 DEA。偶有学者使用其他方法，Rouyendegh et al.（2019）使用基于 DEA 的模糊综合决策模型对医疗服务机构效率进行测评。Ferreira et al.（2020）使用灰色关联分析（GRA）对医疗服务机构效率进行测评。近年来，一些学者将上述方法应用于中国医院的效率评价，Cheng et al.（2016）认为随机前沿分析（SFA）的参数方法和 DEA 的非参数方法已被广泛应用于衡量医院效率。

综上，采用基于数据包络分析（DEA）的 Malmquist 指数方法可以实现动态连续分析的功能，并且还可以全面地评估中国医疗服务产业的全要素生产率。

（三）医疗服务产业投入产业指标

数据包络分析法作为医疗服务产业内外部评价的主流方法，下面进一步讨论应用该方法涉及的投入产出指标。早期的医疗服务产业效率测评指标研究明确了投入指标类型，但产出指标主要以医疗服务数量为主。Grosskopf et al.（1987）将数据包络分析应用于加利福尼亚一家医院的研究中，产出指标选择了医疗天数和手术次数。Mobley（1998）应用数据包络分析时选用的投入指标是医生人数和固定资产净值，产出指标是医疗服务数量。Kontodimopoulos et al.（2006）将数据包络分析应用到希腊的一家医院时，投入指标使用医生、护士和床位数，产出指标使用入院人数、门诊人数和预防性医疗服务人数。Zere et al.（2006）应用 DEA 模型时，投入指标使用经常性支出、床位数和医护人员总数，产出指标使用门诊就诊人数和患者住院天数。Puig-Junoy（2000）应用 DEA 模型时，产出指标使用住院、门诊和教学服务中患者就诊人数、患者住院天数和日间照料次数等。Ng（2011）在测评中国医院的效率时，投入指标使用代表劳动力和资本，将劳动力分为医生、护士、药剂师、其他医务人员和行政人员，产出指标使用门诊病例数和住院病例数。Stefko et al.（2018）进行区域间医院效率分析时，投入指标使用床位数、医护人员数量、所有医疗设备数（如磁共振设备、CT 设备），产出指标使用床位使用率和平均护理时间。上述文献在医疗服务产业投入指标的选取上形成较为一致的共识，即人力、资产和资本，产出指标的选取基本以医疗服务数量指标为主。

近年来，学者们在研究其他国家的效率时开始引入医疗质量指标。早在20世纪70年代就有学者讨论了医院的非营利性质可能导致资源分配不当，医院存在生产质量较低产品或服务的倾向，进而导致医院效率低下（Newhouse，1970）。Chilingerian et al.（1990）也发现医疗服务机构常通过减少投入的使用、增加患者数量，或通过两者的结合提高生产率，这三种途径都忽略了医疗质量的作用。Chilingerian（1995）较早提出在医院效率测量时需要引入代表质量的产出指标。Steinmann et al.（2003）认为医疗服务机构提升效率的方式通常促进医疗服务数量的管理产出，而不是改善健康状况的社会产出。Sahin et al.（2000）在产出指标选取上较早使用用死亡率代表的医疗质量指标，尽管这是非期望产出，但医院死亡率的倒数可以作为医疗服务质量的重要指标。Clement et al.（2008）使用多地的医院数据评估效率时，投入指标使用医院患者住院人数等服务数量指标以及患者死亡率等非期望产出指标。Nayar et al.（2008）在评价弗吉尼亚州医院效率时，认为质量指标与技术效率相关，所以在应用DEA时使用了质量指标。Ferrier et al.（2013）认为医疗质量可以指医疗服务期间及以后影响患者健康的多方面内容，包括医疗程序合规率、死亡率、并发症发生率、医院服务的便利性。Tiemann et al.（2012）研究发现虽然加入非期望产出指标后，研究样本效率并没有发生实质变化，即医院在转变营利性后没有发生以牺牲医疗质量为代价的效率提高现象，但将医院内的死亡率作为非期望产出，对医院提高质量和更好地控制成本具有重要贡献。Min et al.（2016）在应用DEA研究医疗技术效率时，投入指标使用三类医疗人员数量，产出指标使用了六类医疗质量。Leleu et al.（2018）应用DEA测评医院效率的标准就是质量，产出指标使用入院、手术、急诊室和其他就诊类型的死亡率和再入院率作为非期望产出。Sahin et al.（2019）应用DEA时，产出指标使用综合诊所的住院人数、住院人数、手术次数、粗死亡率。Alatawi et al.（2020）在测算医疗服务效率时，产出指标使用门诊就诊次数、住院服务次数、手术次数代表的医疗服务数量指标和死亡率代表的医疗服务质量指标。除了上述医疗服务质量指标，也偶有学者使用如感染率和医疗费用等非期望产出指标。Solà et al.（2001）认为医院感染发生在住院期间，并且与手术器械和设备的不良灭菌和消毒密切相关，所以使用医院感染指标来衡量技术质量。Jiang et al.（2020）在测算医院效率时，产出指标使用了每次出院成本类指标。

近年来，中国医疗服务产业效率测评指标仍然集中于医疗服务数量。Jiang et al.（2017）在测算中国医疗服务产业效率时，投入指标使用医生、护士和医疗技术人员的人数和实际开放病床的数量，产出变量使用门诊和急诊就诊次数以及住院天数。Zheng et al.（2018）在测算中国医疗服务产业效率时，投入指标使用床位数和固定资产，产出指标使用门诊和急诊患者就诊数量、出院病人数量、医疗服务收入和医院病床利用率。Zhang et al.（2020）在测算中国医疗服务产业效率时，产出指标使用医疗服务总收入、患者出院次数、门诊和急诊就诊次数、健康检查次数。偶有学者将医疗费用引入产出指标中，Ding et al.（2018）在测算中国医疗服务产业效率时，产出指标使用患者门诊和住院天数，以及人均住院费用占人均 GDP 百分比的倒数作为就医负担指标。偶有学者将医疗质量引入效率评价模型（庞瑞芝，2006；薛新东，2012；林小军；2019）。

在是否该引入代表医疗质量、就医安全和病人负担等非期望产出指标方面，虽然以营利为导向的私人医院通常会强调财务指标（Farshad et al.，2019；Mallmann et al.，2018），但对于公私合营的医院，医疗技术效率要求更高，因此考核标准也应适当增加（Franco et al.，2018），对于公立医院更应当注重公益性标准，其中医疗质量尤为重要（Jian，2014）。

综上，医疗服务产业的投入与产出指标体系具有多元性，针对中国该产业效率测评指标体系还不完善的情况，需要进一步梳理中国该产业现实情况、产业技术经济属性以及产业未来发展，综合考虑并设计的医疗服务产业效率测评指标体系，将对政府规制效果评价的科学性和有效性至关重要。

本章小结

通过对国内外关于医疗服务产业政府规制相关文献的梳理，发现研究成果较多，但对中国医疗服务产业政府规制的效果还存在继续深入研究的必要和空间。

第一，中国医疗服务产业在政府与市场双重失灵条件下，完全依靠市场或政府很难较好地兼顾医疗资源供给的公平和配置高效率，需要运用规制经济学理论指导政府实施激励性规制。新医改以来，中国在该产业中已陆续推出各类经济性规制和社会性规制，不同类型的政府规制有着明确的规制目标，为了考察规制的激励性，需要对以往和现有政府规制进行效果评价，通过动态评价调整政府规制内容、方向和强度，最终实现基于中国规制目标下的激励性规制理念，解决卫生资源配置公平与效率等问题。

第二，在医疗服务产业政府规制与成本、数量和质量方面的研究数量较多，但此类研究未能全面反映政府规制效果。政府规制与产业效率的研究被认为可以全面反映政府规制的效果，但国内外在这方面研究较为薄弱：一是该产业政府规制效果的研究范式虽已逐渐成熟，但国内外在系统验证政府规制效果方面的研究仍有提升空间；二是中国医疗服务产业中系统验证政府规制在产业效率层面的效果尚需进一步研究。

第三，采用基于数据包络分析（DEA）的 Malmquist 指数方法可以实现动态连续分析的功能，并且还可以全面地评估中国医疗服务产业的全要素生产率。测算医疗服务产业全要素生产率的投入与产出指标体系具有多元性，针对中国该产业效率测评指标体系还不完善的情况，需要进一步梳理中国该产业现实情况、产业技术经济属性以及产业未来发展，综合考虑并设计的医疗服务产业效率测评指标体系，这将对政府规制效果评价的科学性和有效性起到至关重要的作用。

综上所述，本书将以产业经济学研究范式，从医疗服务产业概念、产业发展演进规律、产业规范性实证剖析等方面进行系统研究，完善医疗服务产业研究的基础性理论研究框架。同时，结合中国国情，科学诊断并设计医疗服务产业转型升级的政策体系，从而更好地服务于中国医疗服务产业转型升级。

第二章
医疗服务产业政府规制必要性分析

医疗服务产业是紧系社会民生的重要产业，既具有医疗服务产业的一般属性，也具有自身特殊属性，因其医疗服务产品的公共属性、医疗服务主体的经济属性和医疗服务功能的社会属性，导致的市场失灵和政府失灵问题一直以来是世界各国发展和改革的重要领域。本章在阐述医疗服务产业属性和特征的基础上，从该产业实施政府规制的理论依据和现实依据两方面论述政府规制的必要性，同时明确该产业发展中政府的定位和角色。

第一节　医疗服务产业的特性

医疗服务产业涵盖不同性质的医疗服务市场，需有针对性地匹配不同政府规制，这样才能有效提升医疗服务产业效率。根据前文对医疗服务产业准公共物品的定义，该产业提供的医疗服务既不能简单等同于私人物品，也不能执意认为是公共物品，本节将进一步认识和区分该产业的属性和特征。

一、医疗服务产业的多重属性

首先，医疗服务产品具有公共属性。主要体现在以下两方面：一是该产业提供的医疗服务供给是有限的。当医疗服务需求小于供给时，医疗服务具有非竞争性，即一部分人的医疗服务需求并不会影响其他人的医疗服务需求，如部分医院出现资源闲置时，这部分医院提供的医疗服务具有非竞争性。当医疗服务需求大于供给时，医疗服务具有竞争性，即一部分人的医疗服务需求会影响其他人的医疗服务需求，如提供优质医疗服务的医院，这部分医院提供的医疗服务具有竞争性。二是该产业提供的医疗服务、设施和人员具有明显非排他性。人人享有的健康权使患者面对疾病时都有参加诊疗并维持健康的权利，医疗服务供给方不能轻易剥夺其他人享有医疗服务的权利。此外，该产业提供的医疗服务可以使一定范围内的所有人受益，医疗服务供给方不能排除“搭便车”的人。基于上述分析，当医疗服务产业提供的医疗服务具有非竞争性和非排他性时，这种服务/产品是纯公共物品，当医疗服务产业提供的医疗服务具有竞争性和非排他性时，这种服务或产品是准公共物品中的“公共池塘资源”。所以，医疗服务产品具有公共属性。

其次，医疗服务主体具有经济属性。主要体现在以下三方面：一是医疗服务主体提供医疗服务的过程，本质是一种经济活动，无论是医疗服务本身还是医疗服务过程中使用的医疗器械和医疗药物都需要通过生产和消费来实现使用价值和交换价值，那么医疗服务价值的实现就需要遵循市场经济的一般规律。二是医疗服务产业提供医疗服务所需生产要素基本是以市场化方式提供，该产业提供医疗服务时必须考虑成本收益平衡。三是医疗服务机构作为法人经济实体，为了满足其发展的客观需求，必须通过效率和效益的提升获得生产者剩余价值。此外，政府投入的减少也使该产业不得不面对更多经济压力。所以，医疗服务主体具有经济属性。

最后，医疗服务功能具有社会属性。主要体现在以下三方面：一是医疗服务的公平性，医疗资源的稀缺性导致医疗服务产业资源配置效率不能完全满足社会全部需求，为每一个人提供最好的医疗服务是难以实现的，更是社会负担不起的，这就是该产业不得不面对如何公平提供医疗服务的现实问题，其需要促进不同性别、年龄、民族、区域、经济条件下的患者获得同等医疗服务。二是医疗服务的外部性，医疗服务不仅可以改善患者的身体健康，还可以提高社会效益水平，具有明显正外部性，如健康的体魄使人们可以保持正常工作和生活状态，为社会创造更稳定的财富，张金（2015）指出英国1780—1979 年人均收入的增长，其中超过 30% 的增长部分是由健康和营养条件的提高带来的。与此同时，医疗服务还存在负外部性，尤其是传染病防控工作，如果预防和控制不力，会导致人们生命健康受到严重威胁。三是医疗服务的公益性，医学伦理的重要基础是公益性，其对立面即是当前饱受诟病的医疗服务逐利性，中国医疗服务产业回归公益性已成为该产业发展和改革的重要战略目标，正如中央全面深化改革领导小组第十一次会议上习近平总书记谈到的公立医院公益性需要以公平可及、群众受益作为出发点和立足点，来逐渐完善机制、体系和格局。医疗服务功能的社会属性令该产业难以满足市场效率的标准假设，为促进医疗服务的公平性、正外部性和公益性，需要政府采取各类规制进行引导和约束。

二、医疗服务产业的运营特征

医疗服务产业的三重属性决定该产业既要符合一般经济规律，也要满足社会需求和公共需求，经济学相关理论为政府协调解决供需矛盾提供了理论基础。

（一）基于供给需求理论的分析

通过经济学中的供需理论可以清晰了解医疗服务产业的经济特征。医疗服务/产品不同于一般商品，其医疗服务需求曲线至少可以分为四类：①完全无弹性，当患者面对因急危重症产生的医疗服务需求时，其医疗服务需求曲线接近于完全无弹性，如图 2-1 中 a 段所示，其需求几乎不会因为价格的变化带来数量的变化。②缺乏弹性，当患者面对非急危重症的医疗服务需求时，其医疗服务需求曲线缺乏弹性，如图 2-1 中 b 段所示，其医疗服务需求会因价格的变化引起数量的小幅变化。③富有弹性，当患者面对预防保健类医疗服务需求时，其医疗服务需求曲线富有弹性，如图 2-1 中 c 段所示，其医疗服务需求会因价格的变化引起数量的大幅变化。④完全弹性，在医疗服务需求近乎全部满足的理想情况下，其医疗服务需求曲线近乎于完全弹性，如图 2-1 中 d 段所示，医疗服务需求几乎不会因为价格的变化带来数量的变化。

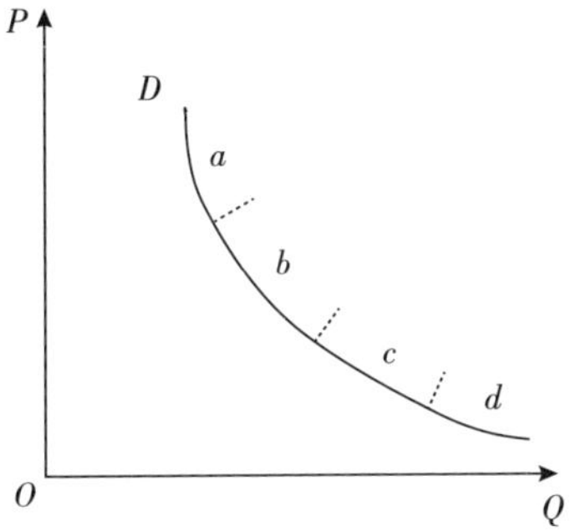

图 2-1　医疗服务产业需求曲线

中国医疗服务产业为人民身体健康做出了巨大贡献，但医疗服务供给和需求之间的矛盾导致的“就医难”和“就医贵”问题依然突出。此时的主要原因是医疗服务的有限供给和无限需求问题，如图 2-2 所示，该产业基本经济规律同其他产业一样，D_0（以下需求曲线为直线）和 S_0 为初始的医疗服务需求和供给，随着人口老龄化、经济收入增长和其他影响健康因素的影响，中国医疗服务需求持续增长，其需求曲线从 D_0 移至 D_1，如果医疗服务供给不变，那么医疗服务价格增长，整体医疗费用支出快速增加，医疗服务市场为了满足需求的快速增长，其供给曲线从 S_0 移至 S_1，此时的医疗服务供给和需求才能达到新的均衡价格，但医疗服务供给增加需要投入大量成本。需要注意的是，医疗服务需求是无限的，而医疗服务供给是有限，这就注定医疗服务需求和供给的矛盾长期存在，此时如何公平提供医疗服务是政府需要解决的现实难题。通过对医疗服务需求和供给进行解构分析，讨论合理和科学匹配医疗服务供给和需求，即本书的主要研究内容。

随着中国经济实力和科技实力的不断增强，中国政府在一定范围内逐渐加强了包括基础卫生设施、医疗服务人员和诊疗技术研发的投入力度，大量民营医院、专科医院和超级医院落成，医疗服务环境、设施和技术得到了极大的改善，但是医疗服务的供求矛盾依然较为突出。此时的主要原因是医疗服务产业存在供给诱导需求问题，如图 2-2 所示，D_0 和 S_0 为初始的医疗服务需求和供给，随着医疗服务供给的快速增长，短期内可以认为需求曲线基本不变，供给曲线由 S_0 移至 S_1，此时的医疗服务数量 Q_1 增长，医疗服务价格 P_1 降低，由于医疗服务价格弹性较小，此时的医疗服务总收入并未随着医疗服务数量的快速增长而增长，甚至出现利润减少的情况。此时医疗服务人员受以数量为核心的传统效率要求影响，为了保证其收入，就会利用该产业高度信息不对称的产业特性诱导需求，需求曲线由 D_0 移至 D_1，医疗服务价格 P_2 和医疗服务数量 Q_2 均增长，如果医疗服务人员和医疗服务机构联合诱导需求，那么需求曲线甚至会由 D_1 移至 D_2，相应的医疗服务价格和数量出现更大幅度的增长。诺贝尔经济学奖获得者罗默早在 20 世纪 60 年代已实证检验了这一现象，国内学者将实证结果称为罗默法则（吕国营，2009）。

医疗服务产业供给诱导需求现象强化了“就医难”和“就医贵”问题，现阶段，医疗服务费用快速上涨已成为中国居民家庭面临的主要负担，政府为了协调解决问题出台了若干规制引导该产业回归公益性，但总的来看效果不佳。此时的主要原因是医疗服务需求被进一步诱导，如图 2-2 所示，D_0 和 S_0 为初始的医疗服务需求和供给，政府出台价格规制使医疗服务价格保持在 P_0，随着该产业不断发展，供给曲线由 S_0 移至 S_1，对应医疗服务需求为 Q_1，但此时医疗服务价格 P_0 下的医疗服务需求仅为 Q_0，就出现了超额供给 ΔQ，在此情况下，医疗服务人员可能产生诱导需求动机，使需求曲线 S_0 移动，直至产生新的均衡点。

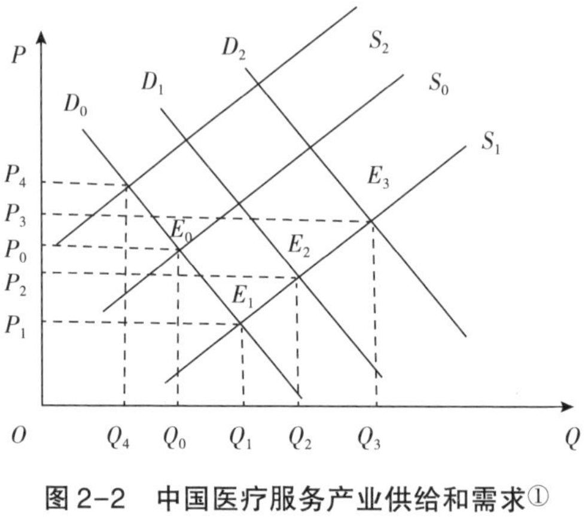

图 2-2　中国医疗服务产业供给和需求①

综上，医疗服务产业的三重属性决定其既受制于一般经济规律，又要受制于其他相关规律。医疗服务产业以纯粹的市场经济方式提供会出现诸多问

① 为便于展示和分析，此处假设医疗服务需求为单一弹性。

题，因此，政府规制对该产业的约束和引导十分重要。但政府规制也可能因为动态调整严重滞后等原因导致新的问题。为了使该产业运转得更为有效，不仅需要政府规制的参与，还需要全面、及时、准确地获得政府规制实施效果，只有这样才能真正实现政府规制目标。

（二）基于规模经济理论的分析

规模经济的产生，是因为厂商会选择单位成本最小的规模运行，此时社会福利会得到改善，时至今日，包括医疗服务产业在内的众多产业均存在和追求规模经济。医疗服务产业并非完全竞争的市场，导致其呈现出有限的规模经济，张学亮（2014）通过对生产函数的实证分析，认为适度的规模扩张能够继续带来更大的收益，但规模收益递增的优势在逐渐削弱。该产业有限的规模经济被国外专家广泛证实，Aletras et al.（2010）结合希腊的现状，认为医院的病床数如果过多还会出现规模不经济。Giancotti et al.（2017）通过研究英国医院的扩张大医院和重组小医院的政策，认为拥有 200~300 张床位的医院具有一致的规模经济。近年来，中国医疗服务产业规模一直处于扩张趋势，王珊（2015）指出，中国在 2004 年到 2013 年的 10 年中，800 张以上病床的大型医院从 243 家增长到了 1212 家，2011 年到 2013 年全国三级医院病床数每年增长都不少于 20 万张。鉴于该产业的有限规模经济特征，需要对其规模效率进行动态测评，其结果既有利于该产业自身判断战略发展方向，也有利于政府规制及时调整规制重心。此外，该产业还属于垄断行业，存在损害医疗服务消费者利益的系列问题，也需要政府规制进行有效引导和约束。

（三）基于博弈论的分析

博弈论作为运筹学的重要学科，已成为经济学标准分析的重要工具。基于前文对医疗服务产业逐利特征的分析，政府为了实现社会效益需要及时介入，这就在该产业中形成了市场主体和政府之间的博弈问题，下面运用博弈论的方法进一步阐述医疗服务产业的经济特征，如图 2-3 所示，博弈双方分别为以政府为代表的争取社会效益的参与者，以及医疗服务机构代表的争取经济效益的参与者。

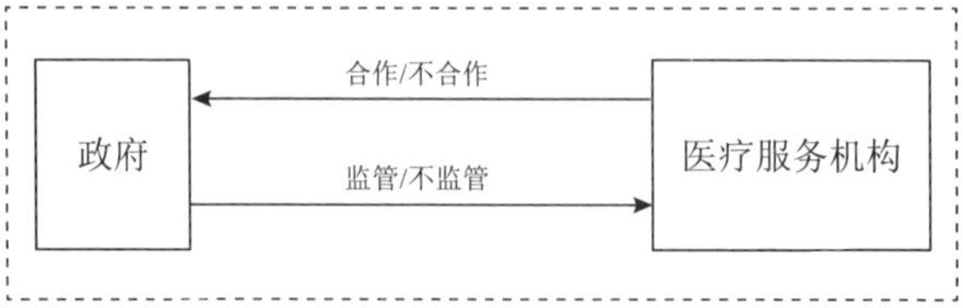

图 2-3 医疗服务机构利益博弈参与者

为了建立博弈模型做出以下假设：博弈双方为政府和医疗服务机构，政府利益为社会效益，医疗服务机构利益为经济效益，双方具有完全信息。政府博弈策略：监管成本为 RC；不监管成本为 0。医疗服务机构博弈策略：合作，经济效益为 eb；不合作，经济效益为 EB，超额效益为 ΔEB。合作时，消费者剩余为 SB。不合作时且未被发现和处罚，则消费者剩余下降为 PB（$PB<SB$）；不合作时且被政府监管发现，做出惩罚 TB，消费者福利恢复为 SB。但是社会要付出监管成本。为简化起见，假定政府完全代表消费者（患者）的利益，即政府期望的社会福利中消费者的权重为 1，医疗机构的权重为 0。基于以上假设，形成如下博弈模型（见表 2-1）。

表 2-1 医疗服务机构利益博弈模型

医疗服务机构	政府	
	监管 α	不监管（$1-\alpha$）
合作 β	eb，$SB-RC$	eb，SB
不合作（$1-\beta$）	$EB-TB$，$SB-RC$	EB，PB

求出政府 G 与医疗服务机构 H 的期望效用函数 U^G 与 U^H，分别为：

$$U^G = (SB - RC)\alpha\beta - SB(1-\alpha)\beta + (SB - RC)(1-\beta)\alpha + PB(1-\alpha)(1-\beta)$$

$$U^H = eb\alpha\beta + eb(1-\alpha)\beta + (EB - TB)(1-\beta)\alpha + EB(1-\alpha)(1-\beta)$$

在此基础上，分别求出 U^G 与 U^H 的最优规划。通过联立 $\frac{\partial U^G}{\partial \alpha} \equiv 0$ 与 $\frac{\partial U^H}{\partial \beta} \equiv 0$ 两个条件，可以得到：$\alpha = \frac{EB - eb}{TB}$，$\beta = \frac{SB - RC - PB}{SB - PB}$。此时将会出现两种情况：存在纯策略纳什均衡与存在混合策略纳什均衡。

如果 $\alpha=1$，$\beta=1$，即 $EB-eb=TB$ 且 $RC=0$，存在纯策略均衡（合作，监管），即出现医疗服务机构的超额收益等于政府做出的惩罚，且政府实行监管无成本。如果 $\alpha=1$，$\beta=0$，即 $EB-eb=TB$ 且 $RC=SB-PB\neq 0$，存在纯策略均衡（不合作，监管），即出现医疗服务机构的超额收益等于政府做出的惩罚，且政府实行监管的成本等于医疗服务机构合作与不合作产生的消费者剩余差值且不为0。如果 $\alpha=0$，$\beta=1$，即 $EB=eb$ 且 $RC=0$，存在纯策略均衡（合作，不监管），即出现医疗服务机构不存在超额收益，且政府实行监管无成本。如果 $\alpha=0$，$\beta=0$，即 $EB=eb$ 且 $RC=SB-PB\neq 0$，存在纯策略均衡（不合作，不监管），即出现医疗服务机构不存在超额收益，且政府实行监管的成本等于医疗服务机构合作与不合作产生的消费者剩余差值且不为0。

当不满足上述四种极端情况时，医疗服务机构与政府没有绝对占优的策略，也不存在纯策略的纳什均衡，但是存在混合策略纳什均衡（博弈双方的行动受到概率影响）：① $\frac{\partial\alpha}{\partial EB}=\frac{1}{TB}>0$。这表明其他条件不变，医疗服务机构不合作的经济效益越大，政府监管的概率越高。否则，医疗服务机构不合作的收益越低，医疗服务机构不合作的概率相对越低，由于监管需要付出成本，政府监管的积极性就相应越小。② $\frac{\partial\alpha}{\partial eb}=-\frac{1}{TB}<0$。这表明既定条件下，医疗服务机构合作时的经济效益越高，政府监管的概率就越低。原因是合作的收益高，医疗服务机构就会更倾向于合作，由于监管需要额外付出成本，政府监管的积极性就相应随之下降。③ $\frac{\partial\alpha}{\partial TB}=-\frac{EB-eb}{TB^2}<0$。因为通常情况下，医疗服务机构不合作时的经济效益更大，即 $EB>eb$。这表明惩罚的金额越大（医疗服务机构不合作付出的代价越高），相应医疗服务机构选择不合作的概率越低，由于监管要付出额外成本，政府监管的概率随之下降。此外，由于二阶偏导数 $\frac{\partial^2\alpha}{\partial TB^2}=2(EB-eb)TB^{-3}>0$，表明下降的趋势是越来越陡的倒U形。④ $\frac{\partial\beta}{\partial SB}=\frac{RC}{(SB-PB)^2}>0$。这表明其他条件不变，合作时消费者福利越高，政府监管的积极性越高，为了避免惩罚（$RC>0$），医疗服务机构选择合作的积极性就越高。此外，由于二阶偏导数 $\frac{\partial^2\beta}{\partial TB^2}=-2RC(SB-PB)^{-3}<0$，表明上升的趋势是越来越缓的倒 U 形。⑤ $\frac{\partial\beta}{\partial PB}=-\frac{RC}{(SB-PB)^2}<0$。这表明其他条件不变，不合作时的消费者剩余越大，则政府监管的积极性越弱，惩罚的概率降低使得医疗服务机构选择合作的积极性就越低。二阶偏导数 $\frac{\partial^2\beta}{\partial PB^2}=2RC(SB-PB)^{-3}>0$，表明下降的趋势是越来越陡的倒 U 形。⑥ $\frac{\partial\beta}{\partial RC}=\frac{-1}{SB-PB}<0$。因为通常情况下，医疗服务机构合作时的消费者福利更大，即 $SB>PB$。这表明其他条件不变，监管的成本越高，政府监管的概率越低，惩罚的概率降低使得医疗服务机构选择合作的积极性就越低。需要说明的是，上述六个偏导数中没有进一步给出二阶偏导数的，都是不存在二阶偏导数的情况，说明这些关系都是单调的。

以上分析至少表明以下几点：一是在利益博弈中，社会效益和监管成本的准确判断，对政府监管实施起到重要作用；二是在部分情况下，政府监管也可能存在缺失的可能；三是认清医疗服务产业在超额收益颇丰的情况下，不管政府监管与否，该产业具有不断追求利益的冲动，现实表现为政府规制失灵现象，此时需要不断加强监管强度，才能有效遏制。

综上，可以得出以下判断：医疗服务产业的经济主体具有内在逐利机制，在该产业实施政府规制是必要的，但政府规制存在失效的可能，这就需要对该产业社会效益和经济效益等相关指标进行全面、准确和动态测评，相关结果可以成为政府规制的有力抓手，进而为政府规制进一步完善提供依据。

三、医疗服务产业的供需特征

（一）医疗服务供给具有专业性

医疗服务产业的专业性主要体现在两个方面：一是随着人类对疾病认知不断加深使医学知识不断丰富，据《中国卫生健康统计年鉴》统计，造成居民死亡的主要疾病有 17 大类，由中国人民解放军医学图书馆与重庆维普资讯有限公司合作研发的《中国疾病知识总库》数据库记录的疾病种类高达6500种左右，2018年6月18日世界卫生组织（WHO）发布的《国际疾病分类》第11版（ICD-11）共收录了55000个疾病编码，由此可推断，随着疾病种类的不断攀升，必然沉淀巨量的医学理论知识；二是人类疾病的复杂性对医生实践经验提出更高的要求，雷丽萍等（2020）指出美国执业医师的先决条件是4年普通大学教育和4年医学院校教育，英国医师注册的先决条件是2年临床前学习和2~3年临床医学学习，日本的临床医师的先决条件是6年医学教育和2年临床培训。2016年原国家卫生计生委等发布的《关于开展专科医师规范化培训制度试点的指导意见》使中国专科医生的培养从5年医学类专业本科教育和3年住院医师规范化培训到增加2~4年专科医师培训，专科医生的培养将达到10~12年，从世界各地培养医生的周期就可以发现，医生不仅需要丰富且高深的医学理论知识，还需要具有丰富的诊断经验与精湛的诊治手段。由此可知，医疗服务产业具有专业性特征，这种特征是导致该产业中的信息不对称问题的主要原因。

（二）医疗服务需求具有强制性

医疗服务是以维持和恢复患者身体健康为目的的诊疗活动，而身体健康又是人类进行一切活动的重要基础。当人们生病时，往往都需要接受医疗服务。当人们遇到重大疾病和慢性疾病时，只能依靠医疗服务来改善身体健康，汪浩（2010）认为人们一般是在遭遇疾病后才产生对医疗服务的需求，疾病越严重，对医疗服务的需求就越高，同时他指出遭遇重大疾病对消费者可能意味着巨大损失，且损失很难估计。朱紫雯（2018）则认为在不完全信息和医疗需求刚性患者的假设下，存在患者接受医生全部的医疗供给、高级医疗市场需求过剩，以及过度医疗的问题。此外，虽然患者对医疗服务具有刚性需求，但依然存在约束条件，在医疗服务价格、医疗服务可及性、医疗服务质量差异的现实约束下，人们不得不做出背离其需求的选择，据《中国卫生健康统计年鉴》记载的2013年调查地区两周就诊率，呼吸系统疾病和循环系统疾病就诊率分别为27%和27.5%，其他疾病就诊率均低于前两种疾病。满足患者对医疗服务的刚性需求，正是中国历次医疗卫生体系改革的重要目标。

（三）医疗服务结果不可逆转性

一般商品或服务如果对其不满意可以根据合同约定退货或换货，因此具有可逆转性。但医疗服务结果具有明显的不可逆转性，如手术治疗服务，当医疗服务发生后，其医疗结果已经事实存在，即便患者对医疗服务结果不满意可以更换医生，但疾病的最佳治疗时机可能已经错失。此外，一旦医疗服务发生重大失误或错误，会对患者身心造成巨大的伤害，进而可能引发医患纠纷。医疗服务结果的不可逆转性使患者面对疾病时，都期望得到更安全、更有效的治疗。马维胜（2006）认为，与一般商品按照经济约束选择匹配产品不同，医疗服务消费中，人们一旦生病了或者身体不适，都渴望得到最安全、最优质的医疗服务。

四、医疗服务产业政府的定位

不同国家受政治经济体制差异、社会文化差异及被规制产业在国民经济中的地位等因素影响，规制的具体目标也会有所不同。从经济学的角度来看，政府规制的主要目标应该是社会福利最大化，其可以分为经济性目标和社会性目标。经济性目标就是要解决因市场失灵而产生的效率低下问题；社会性目标就是要按照公认的道德标准，使人们享有基本的医疗服务，保障人们的生存权利。医疗服务产业的健康有序发展要求必须处理好政府和市场的关系，政府应清晰掌握自身角色定位。

医疗服务产业的多种属性要求政府处理好与市场的关系，找好自己的角色定位。一是医疗服务主体的经济属性，医疗服务领域中人民日益增长的美好生活需要和不平衡不充分的发展之间的矛盾，需要政府尊重市场经济规律，发挥市场机制作用，有效促进政府办医健康发展，积极引导社会办医的有序发展。二是医疗服务功能的社会属性，人民身体健康是国家稳定发展的基础条件，为人民提供可负担、安全可靠、公平可及的医疗服务是国家健康的核心标准，这就需要政府发挥积极调控、有效监督的重要作用。如图 2-4 所示，本书认为政府应该成为医疗服务产业的监督者和调控者。

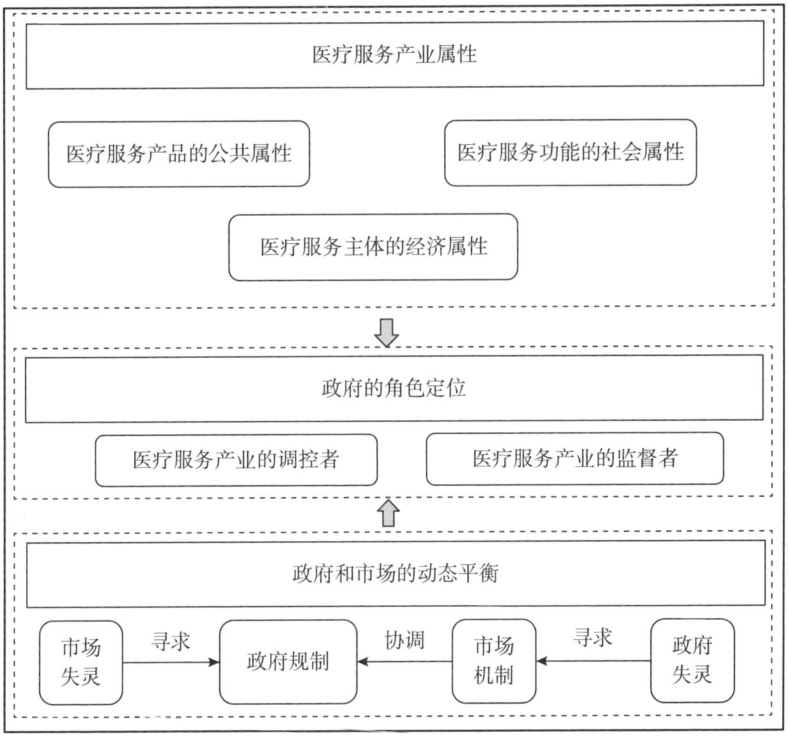

图 2-4 医疗服务产业发展中政府角色定位的逻辑阐述

第二节 医疗服务产业政府规制的理论依据

医疗服务产业政府规制有相应的理论基础做支撑，这些理论不仅解释了医疗服务产业发展的基本原理，而且反映了政府规制的演进规律。本书在前人研究的基础上，从公共利益规制理论、利益集团规制理论、激励性规制理论三个方面厘清了医疗服务产业政府规制演变的基础动因。

一、基于公共利益规制理论的动因分析

20 世纪早期，以马歇尔为代表的新古典经济学繁荣发展，他认为自由市

场机制就可以实现资源的有效配置，因此不需要政府规制参与调控。直到1929年，西方历时几十个月的经济危机爆发，市场上出现垄断、外部性等问题导致资源配置失效，极大地损害了消费者甚至生产者的利益。由此，越来越多的经济学家发现，自由市场机制存在失灵现象，此时需要政府规制及时介入，以引导和约束市场行为。自此，为了解决市场失灵问题，以霍布斯和庇古提出的福利经济学理论为基础，公共利益理论被提出。该理论认为市场失灵存在，其原因由垄断、信息不对称、公共物品和外部性等引发，如果放任市场机制不管，就会出现资源配置失衡和不公平问题，因此利用政府规制以公众利益最大化为己任纠正市场失灵是必要的。随着政府规制的介入，西方逐渐走出经济危机，经济发展得以恢复。随着历史车轮不断前行，又有学者发现，公共利益理论的重要前提是不成立的，政府实际是有限理性，亦存在信息不对称，政府规制也同样是不完备合约，政府可能会受到利益集团的影响，后果就是资源配置效率并非最优。正如前文关于 Stigler 和 Friedland 于1962年发表论文的回顾，政府规制的有效性受到越来越多的质疑。

公共利益规制理论阐述了政府规制的必要性，仅解决了“有形的手”“要不要”的讨论。从中国医疗服务产业发展轨迹来看，因该产业自身属性与一般产业不同，可能引发市场失灵的经济特征，为了保证医疗资源的有效配置和公平提供，中华人民共和国成立后很长一段时间内，医疗服务一直由国家统一提供。

二、基于利益集团规制理论的动因分析

公共利益规制理论在很长一段时间内成为经济指导的重要依据，在这一时期内政府规制不断实施和强化，直到20世纪70年代，西方经济陷入严重滞涨，被寄予期望的政府规制越来越难以实现目标，甚至很多学者通过实证分析，发现政府规制实施效果偏离了公共利益最大化的规制目标。在对公共利益规制理论的批评和质疑中，以公共选择理论为基础的利益集团规制理论不断发展壮大。以 Stigler 为代表的芝加哥学派提出的规制俘获理论认为公众利益无法准确衡量，政府规制主体存在被利益集团俘获的可能，进而可能进一步损害公众利益。以布坎南为代表的弗吉尼亚学派提出的寻租理论认为利益集团会通过合法的游说活动影响政府规制主体提供符合自身利益的规制，

寻租活动会严重扭曲规制目标。相关理论的发展使人们逐渐认识到，政府也存在失灵的情况，自由市场机制又被重新重视，放松管制成为这个时代的关键词。利益集团规制理论几乎全面否定了市场失灵的存在，并认为政府规制也存在失灵现象。该理论的提出虽然迎合了放松规制的社会渴望，但尚未被时间检验，甚至难以通过实证分析进行检验。

利益集团规制理论利用利益集团有关假说和尚不全面的政府规制效果实证分析，否定了政府规制的实施效果，为放松规制找到一定依据，完善了“有形的手”“怎么样”的讨论。从中国医疗服务产业发展轨迹来看，改革开放以后，国家统一提供的医疗服务在一定程度上难以满足人民不断增长的需求，为了提高医疗服务机构运营效率，医疗服务市场化改革开始实施。

三、基于激励性规制理论的动因分析

一直以来，医疗服务产业中信息不对称现象受到一定关注，直到 20 世纪 70 年代，信息不对称现象得到更为普遍的关注和研究。尤其是诺贝尔经济学奖获得者阿克洛夫、斯彭斯、斯蒂格利茨的研究使得信息不对称现象得以被深入研究，自此信息不对称理论被提出。该理论阐述了信息的重要性，以及掌握信息的程度决定了不同的收益和风险。医疗服务产业的供给专业性特征使该产业信息不对称现象较其他产业更为严峻，从医疗服务供给角度来看，信息不对称可能导致过度诊疗的行为发生，当医疗服务机构和人员追求利益最大化时，就产生了道德风险；从医疗服务需求角度来看，信息不对称可能导致医疗保险人和投保人之间的道德风险，当投保人因掌握更多个人信息时，可能出现逆向选择风险，导致医疗保险的经济风险。总之，医疗服务产业需要在信息不对称理论的指导下，追求信息的公开、透明和有效，尽可能减少因信息不对称现象导致的各类风险。

从 20 世纪 80 年代开始，利益集团规制理论成为有关国家政府调整经济的重要依据，放松规制逐渐被应用到众多领域，政府失灵问题得到约束，但完全放松规制又引起了新的问题，引发了该领域中委托代理理论、激励理论和博弈论的提出，现代激励理论随之建立。拉丰在此基础上提出了新规制经济学。现代激励理论是以委托代理模型为基础不断发展壮大的，该理论认为政府规制就是委托人和代理人之间的博弈，在委托人和代理人之间存在信息不对称的前提下，存在逆向选择和道德风险问题。由此可知，委托人掌握更多的信息在博弈中将占有更大优势，该理论认为更多的信息可以提高效率，而信息租金和效率提升之间存在矛盾，要提高效率，信息租金必然增加企业负担，委托人（规制主体）就需要采取成本补偿、激励定价等手段激励代理人（规制客体）提高效率。总的来说，激励性规制理论要求规制主体实施激励性政府规制，给予被规制者一定的权利，激励被规制者正确使用信息优势，减少逆向选择和道德风险问题。

激励性规制理论既承认市场失灵的存在，也不否认政府失灵的存在，其以优化规制目标、设计激励机制为主要手段。由此，激励性规制理论已将“有形的手”“怎么样”的研究重心转为“有形的手”“行不行”。从中国医疗服务产业发展轨迹来看，新医改以来，为了提高医疗服务产业效率和公平，国家出台了多项政府规制，这些规制的制定和实施值得关注。

综上可知，中国医疗服务产业演进关联公共利益规制理论、利益集团规制理论、激励性规制理论等，相关理论是本书研究医疗服务产业政府规制效果的重要依据，也为进一步完善政府规制提供了坚实的理论基础。该产业因其自身属性和经济特征，单纯依靠市场机制或政府规制都难以保证经济效益和社会效益的同步提升，因此，新医改在保证市场活力的基础上，出台了一系列政府规制，期望实现产业效率和公平双提高。新医改实施十余年来，该产业是否实现了期望目标？这个问题是当前该领域亟须解决的重要问题，只有准确判断“有形的手”“行不行”，才能为进一步完善政府规制提供依据。

第三节　医疗服务产业政府规制的现实依据

本节通过回顾中国医疗服务产业发展轨迹，掌握该产业基本情况，通过分析该产业发展的重要原因，了解该产业是否需要政府规制，通过厘清政府规制在促进该产业发展所面临的难题，分析政府规制该如何促进该产业发展。

一、中国医疗服务产业发展简析

中国医疗服务产业整体质量较高，根据权威医学杂志《柳叶刀》2018 年发布的《2016 年全球疾病、伤害和风险因素负担研究报告》测算的世界各国的医疗可及性和质量指数（Healthcare Access and Quality Index，简称 HAQ 指数），中国、德国、英国、美国在全球 187 个国家中排名分别为第 48、18、23、29 位，中国是医疗水平进步最快的国家之一。下面从医疗服务需求、供给和医疗费用支出三个方面来回顾中国医疗服务产业的发展历史和现状，有关数据来源为《中国卫生健康统计年鉴》。

（一）医疗服务需求情况

如图 2-5 所示，通过 1985—2018 年中国分类型诊疗人次数据，发现三类诊疗人次均呈增长趋势，2003 年以后呈快速增长趋势，从增速来看，2013 年以后三类诊疗人次对应指标呈波动下降趋势。2018 年底，中国医院诊疗总量为 35.77 亿人次，其中综合医院和中医医院诊疗总量分别为 20.45 亿人次和 4.94 亿人次，三类诊疗人次增速分别为 4.01%、6.60%、3.13%。

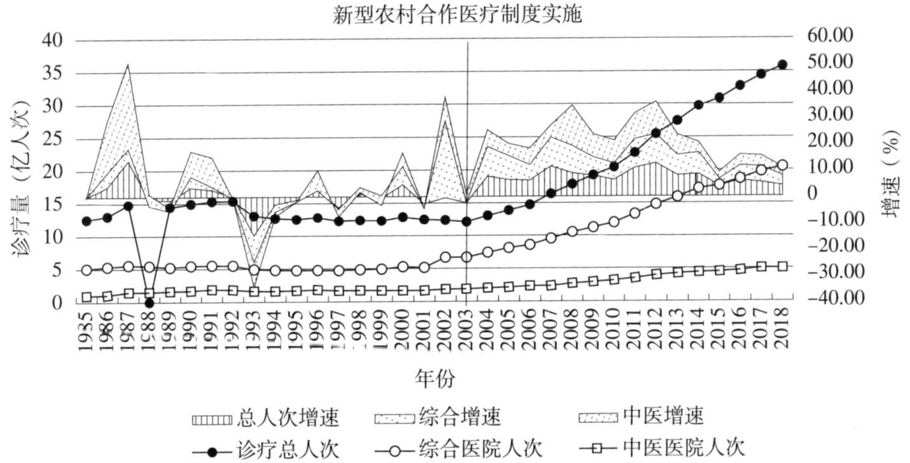

图 2-5　1985—2018 年中国分类型诊疗人次数和增速

如图 2-6 所示，通过 1980—2018 年中国分类型医院病床使用率数据，发现综合医院和中医医院病床使用率变化大致分为三个阶段，1980 年至 2000

年，病床使用率呈现下降趋势，2001 年至 2012 年呈现增长趋势，2013 年以后呈现缓慢下降趋势。2018 年底，中国综合医院和中医医院病床使用率分别为 93.5% 和 88.1%。

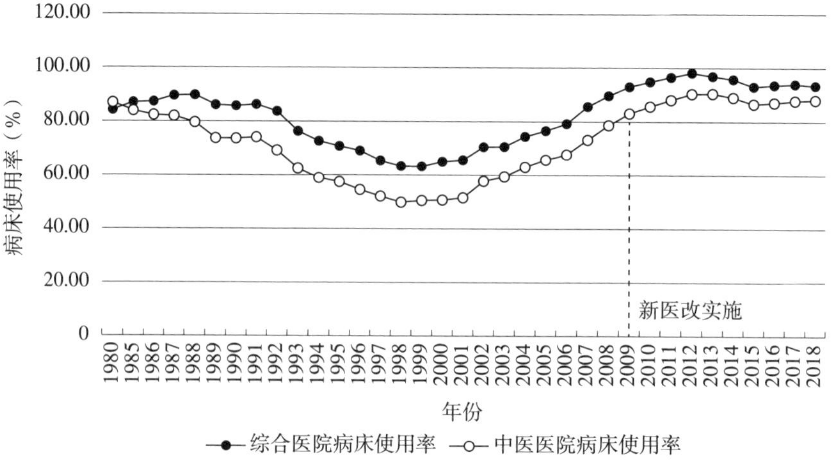

图 2-6　1980—2018 年中国分类型医院病床使用率

从医疗服务需求发展轨迹来看，三类诊疗人次均呈增长趋势，但 1980 年至 2000 年综合医院和中医医院病床使用率呈现下降趋势。这表明改革开放后，随着国家经济实力不断增强，为了缓解“就医难”的问题，中国政府通过医疗服务产业实行市场化改革措施，较大幅度提高了医疗服务供给，但患者受经济约束医疗需求难以释放，进而导致医疗服务效率出现下降。2003 年以后，三类诊疗人次呈快速增长趋势，政府为了降低经济约束对医疗需求的影响，通过不断完善医疗保险制度使医疗服务需求得以释放。随着医疗服务需求被有效释放，新的“就医难”问题随之而来，综合医院和中医医院病床使用率逐年升高，导致医疗服务机构人满为患。2009 年以后，为了解决就医难的问题，新医改开始实施，政府出台了医联体建设、取消以药养医、实施分级诊疗等多项政府规制，经过几年的推进实施，2013 年以后三类诊疗人次增速对应指标呈波动下降趋势，2013 年以后综合医院和中医医院病床使用率呈现缓慢下降趋势。虽然仅从医疗服务需求发展数据上还难以判断相关政府规制的准确效果，但以上分析至少可以得出以下结论：一是为了满足医疗服务需求的不断变化，政府规制发挥了重要作用；二是新医改实施的政府规制需要更深层的分析，以判断其是否满足了新的医疗服务需求。

（二）医疗服务供给情况

1. 医疗机构情况

如图 2-7 所示，通过 1950—2018 年中国医院和乡镇卫生院的数据，可以看到医院总数呈增长趋势，增速在 1960 年、1975 年至 1980 年、1994 年、1999 年、2002 年有较大幅度增长，而乡镇卫生院总数呈先增后降趋势，增速在 1975 年、1985 年、1992 年、2002 年、2004 年有较大幅度降低。近十年来，医院和乡镇卫生院数据规模分别呈现增长和下降的趋势，医院增速基本维持在 6%左右，乡镇卫生院维持在-1%左右。2018 年底，中国医院数量为 33009 所、乡镇卫生院 36461 所，医院较上年增速为 6.29%、乡镇卫生院较上年增速为-0.25%。

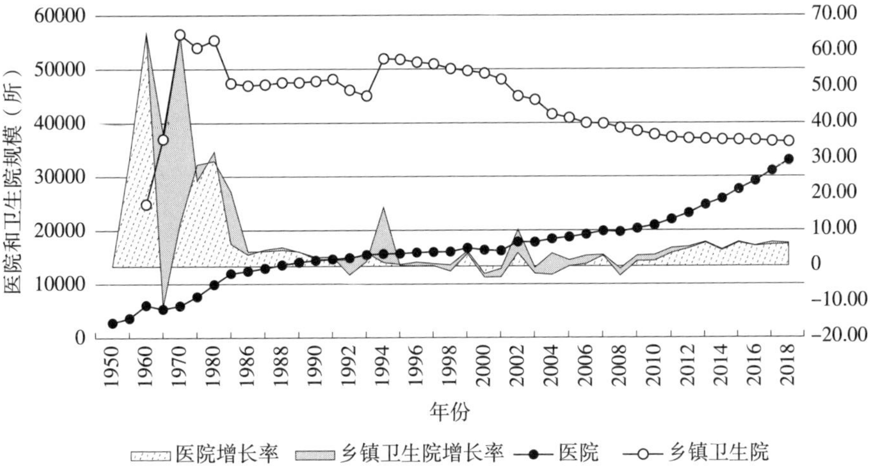

图 2-7　1950—2018 年中国医院和乡镇卫生院规模及增速

如图 2-8 所示，通过 1950—2018 年中国分类型医院有关数据，可以看到综合医院总数呈快速增长趋势，增速在 1960 年、1985 年、1993 年、2002 年有较大幅度增长；中医医院总数呈缓慢增长趋势，增速在 1975 年、1980 年有较大幅度增长；专科医院总数呈较快增长趋势，增速在 1955 年至 1960 年、1975 年、1985 年、2002 年有较大幅度增长。近十年，三类医院的规模均呈现增长趋势，综合医院和中医医院增速基本维持在 4%左右，专科医院维持在

8%左右，其中专科医院规模在 2004 年首次超过中医医院。2018 年底，中国综合医院、中医医院、专科医院规模分别为 19639 所、3977 所、7900 所，增速分别为 4. 08%、7. 63%、9. 42%。

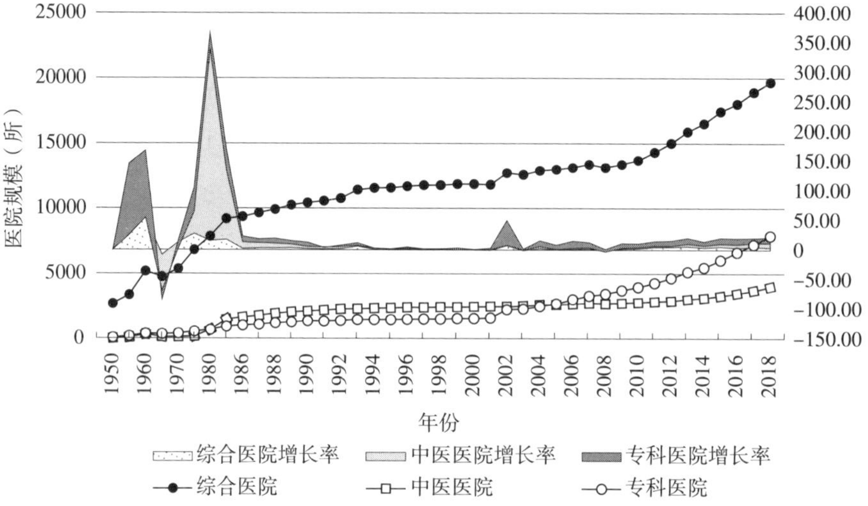

图 2-8　1950—2018 年中国分类型医院规模及增速

从近二十年数据来看，2003 年医疗服务需求大量释放，乡镇卫生院不断减少，医院提供的医疗服务开始逐年增加，直到 2009 年前后基本饱和。2009 年，新医改实施，其中为了加强基层医疗卫生机构建设，提出了三年建设 2000 所左右县级医院的目标以及大规模新建和扩建乡镇卫生院。如图 2-7、图 2-8 所示，从 2009 年开始，综合医院规模开始较快增长，乡镇卫生院消失速度开始变缓。此外，早在 20 世纪 80 年代，社会力量就开始探索参与医疗产品和服务的筹资与生产活动，到 20 世纪 90 年代，卫生部明确放宽对医疗卫生行业的投资限制之后，社会力量才真正关注这个行业，到 21 世纪初期，中国政府允许外资在民营医疗投资项目中占不超过 70%的股份，自此，社会办医迈出了重要的一步，尤其是 2002 年以后，随着医疗服务机构准入规制的放松以及大量国有企业医院开始剥离重组，专科医院规模开始以较快速度增长。以上分析至少可以得出以下结论：为了满足医疗服务需求的不断变化，政府规制在提高医疗服务供给上发挥了重要作用。

2. 医疗人员情况

如图 2-9 所示，通过 1950—2018 年中国卫生人员有关数据，发现卫生人员总数呈快速增长趋势，增速在 1955 年至 1960 年、1970 年、1985 年、1990 年、2002 年、2003 年有较大幅度波动；卫生技术人员总数呈快速增长趋势，增速在 1960 年、1980 年有较大幅度波动；乡村医生和卫生员总数呈缓慢下降趋势，增速在 1975 年至 1990 年、2003 年、2012 年有较大幅度波动。近年来，卫生人员和卫生技术人员规模均呈现快速增长趋势，而乡村医生和卫生员规模呈现缓慢下降趋势，从增速来看，卫生人员增速基本维持在 5%左右，卫生技术人员维持在 6%左右，乡村医生和卫生员维持在-3%左右。2018 年底，中国卫生人员、卫生技术人员以及乡村医生和卫生员规模分别为 12300325 人、9529179 人、907098 人，增速分别为 4. 69%、6. 02%、-6. 35%。

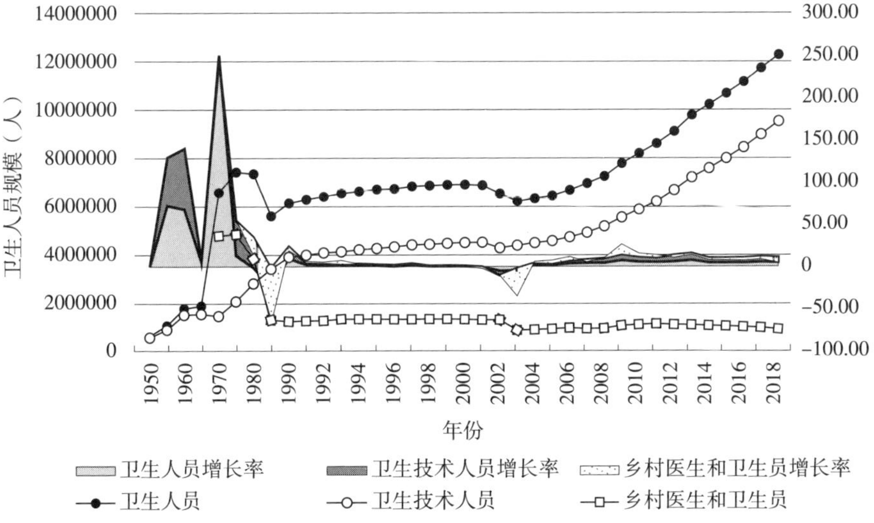

图 2-9　1950—2018 年中国卫生人员分类规模及增速

如图 2-10 所示，通过 1950—2018 年中国卫生技术人员分类数据，发现执业（助理）医师、注册护士整体规模呈快速增长趋势，药师和检验师整体规模较为稳定。注册护士的规模在 2014 年首次超过执业（助理）医师规模，其增速明显快于执业（助理）医师增速。2018 年底，中国执业（助理）医师、注册护士、药师、检验师四类卫生技术人员规模分别为 3607156 人、4098630 人、467685 人、342914 人。

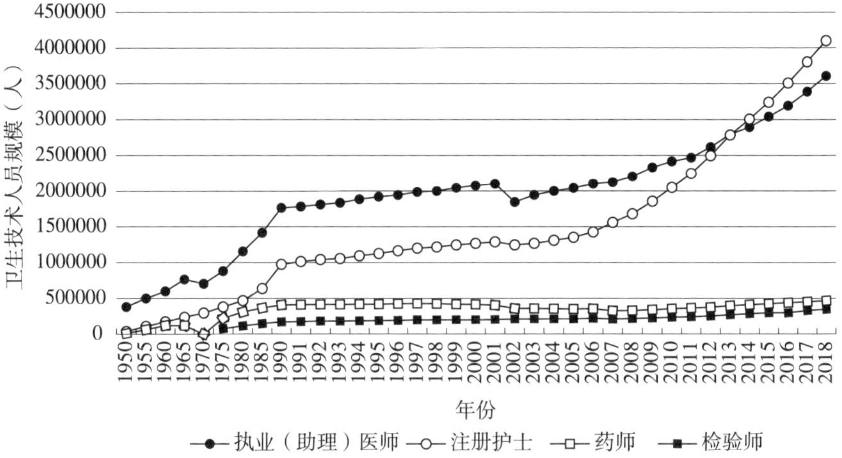

图 2-10　1950—2018 年中国卫生技术人员分类规模

如图 2-11 所示，通过 1949—2018 年分区域每千人口卫生技术人员数据，发现城市相关指标虽有波动，但整体呈快速增长趋势，增速在 1970 年至 1980 年、1985 年至 1995 年、2005 年有较大幅度波动；农村相关指标虽有波动，但整体呈较快增长趋势，增速在 1970 年至 1985 年、2005 年有较大幅度增加。近年来，城市和乡村有关指标呈现增长趋势，城市有关指标增速明显快于农村。2018 年底，中国城市和农村每千人口卫生技术人员数量分别为 10.91 人和 4.63 人。

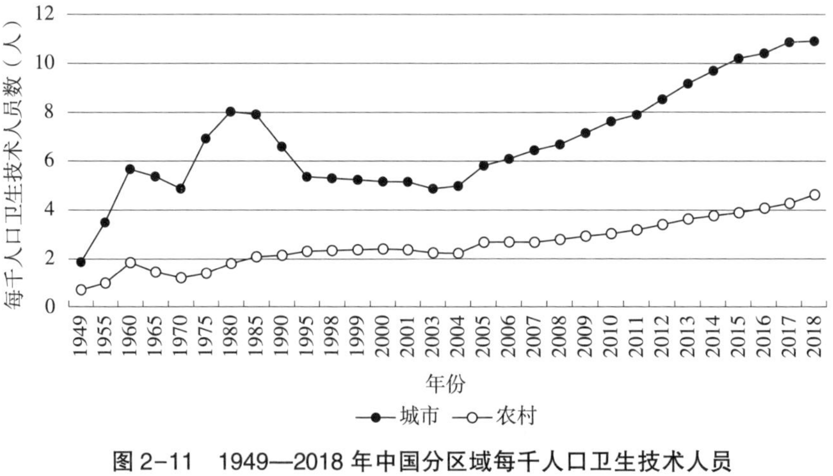

图 2-11　1949—2018 年中国分区域每千人口卫生技术人员

从近二十年数据来看，为了满足2003年以后医疗服务需求，医疗从业人员开始逐年增加。改革开放之前，中国农村的“赤脚医生”制度为满足当时农村医疗服务需求做出了巨大贡献，但今天的乡村医生和卫生员的数量整体上出现了缓慢减少的趋势，随着中国农村人口数量的逐年减少以及政府对医疗服务人员的培训和引导，农村每千人口卫生技术人员数出现缓慢增长趋势。医护工作作为医疗服务的重要组成部分，在保障医疗服务对象的健康方面具有不可替代的作用，但中国医护比例长期处于失调状态，为此，中国政府通过护士专项培养、完善激励机制、健全配套政策等方式，2014年初步实现护士人员超过医师数量的目标，此后医护比例开始逐步改善。此外，医疗服务供给具有专业性和服务结果不可逆转的产业特征，要求医疗机构从业人员不仅具备专业教育背景、精湛的技术和丰富的经验，还要有较高的职业道德和专业素养，因此，医疗机构从业人员准入规制实行强制认定制度。2001年出台的《关于医师执业注册中执业范围的暂行规定》，使得2002年的卫生人员和卫生技术人员数量出现大幅下降，但这为保障医疗服务质量和安全做出了重要贡献。

3. 医疗设施情况

如图2-12所示，通过1950—2018年中国分类型医疗机构床位数数据，发现医院总床位数呈现快速增长的趋势，综合医院呈现较快增长趋势，中医医院、专科医院和乡镇卫生院呈现缓慢增长趋势。近年来，综合医院增速明显快于其他三类医院，专科医院增速快于中医医院和乡镇卫生院，2014年专科医院床位数首次超过中医医院。2018年底，中国医院总床位数为651.97万张，综合医院为437.89万张、中医医院为87.21万张、专科医院为105.41万张、乡镇卫生院为133.39万张。

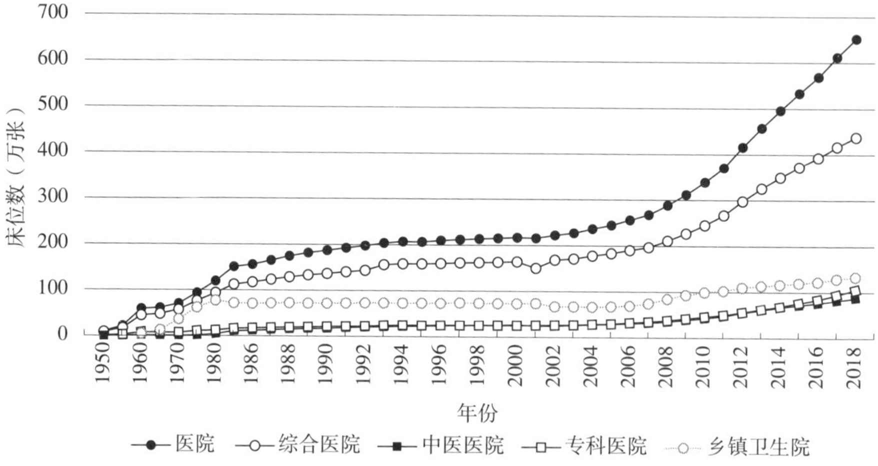

图 2-12　1950—2018 年中国分类型医疗机构床位数规模

如图 2-13 所示，通过 2010—2018 年城市和农村每千人口医疗机构床位数数据，发现城市和农村每千人口医疗机构床位数整体呈增长趋势，在 2013 年增速有较大幅度增长，2018 年底，中国城市和农村相关指标分别为 8.7 张和 4.56 张。

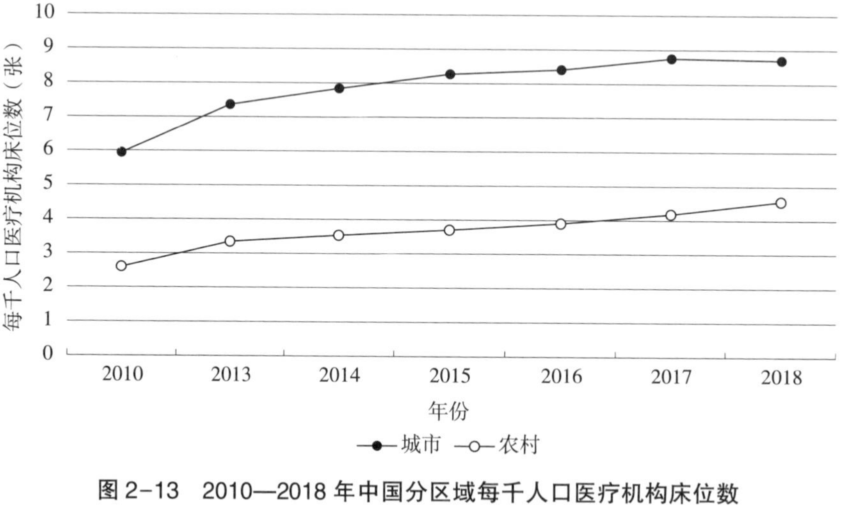

图 2-13　2010—2018 年中国分区域每千人口医疗机构床位数

从医疗服务供给的发展轨迹来看，医疗服务机构数量、医疗设施数量和医疗服务人员数量的变化趋势基本同历次医疗卫生改革实施期间相一致。医疗服务供需之间的矛盾单纯依靠该产业自我调节，难以有效解决，如2003年以前，该产业市场化机制不断增强，但各类型医院、医疗人员、医疗设施曾长期处于欠发展阶段，正是政府规制的适时介入，在一定程度上引导了医疗服务供给的快速增长，并在一定程度上约束了逆向选择和道德风险。上述分析说明政府规制对该产业医疗服务供给起到重要作用：一方面是政府规制影响范围广，政府规制在资本、价格和准入等多方面对各类医院的建立和发展、医疗服务人员的教育和培训、医疗设施的投入和运行起到关键作用；另一方面是政府规制力度较大，政府规制对不同所有制医院均可施加直接影响，如2003年以后政府准入规制的放松使民营医院得到快速发展，2014年以后管理规制的放松使注册护士人数超过执业（助理）医师人数。

虽然政府规制在影响该产业医疗服务供给方面起到重要作用，但还要清醒地认识到政府规制调整和实施过程中，可能伴随新的问题出现。新医改实施十余年来，中国医疗服务产业出现区域医疗水平失衡、医疗服务信用传导机制尚未有效建立、优质高效安全的医疗服务供给还存在短板等问题，因此，有必要对新医改以来实施的若干政府规制进行效果评价。

（三）医疗费用支出情况

1. 医疗费用支出情况

如图2-14所示，通过1980—2018年中国分类型卫生费用支出数据，发现三类卫生支出总数呈增长趋势。值得注意的是，2010年，社会卫生支出规模首次超过个人卫生支出规模，2015年，政府卫生支出规模首次超过个人卫生支出规模。从三类支出占比来看，个人卫生支出占比在1980—2001年呈现增长趋势，2002年以后呈下降趋势；社会卫生支出占比在同样区间表现出相反的趋势；政府卫生支出占比在2006—2011年呈现快速增长趋势。近年来，社会卫生支出规模快速增长，占比进一步增加；政府卫生支出规模和个人卫生支出规模增长较快，占比基本相当。2018年底，中国政府卫生支出规模、社会卫生支出规模、个人卫生支出规模分别为16399.13亿元、25810.78亿元、16911.99亿元，占比分别为27.74%、43.66%、28.61%。

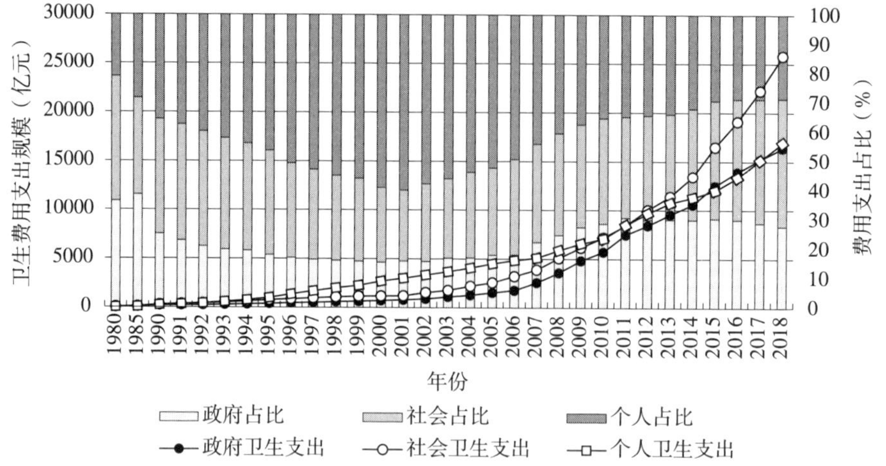

图 2-14 1980—2018 年中国分类型卫生费用支出规模和占比

如图 2-15 所示，通过 1990—2018 年中国政府支出数据，发现医疗卫生服务支出和医疗保障支出规模呈增长趋势，2011 年以后，后者支出规模明显大于前者。近年来，两类支出增速变动较为缓和，平均增速均在 17% 左右。2018 年底，中国医疗卫生服务支出和医疗保障支出规模分别为 6908.05 亿元、7795.57 亿元，增速分别为 5.46%、11.25%。

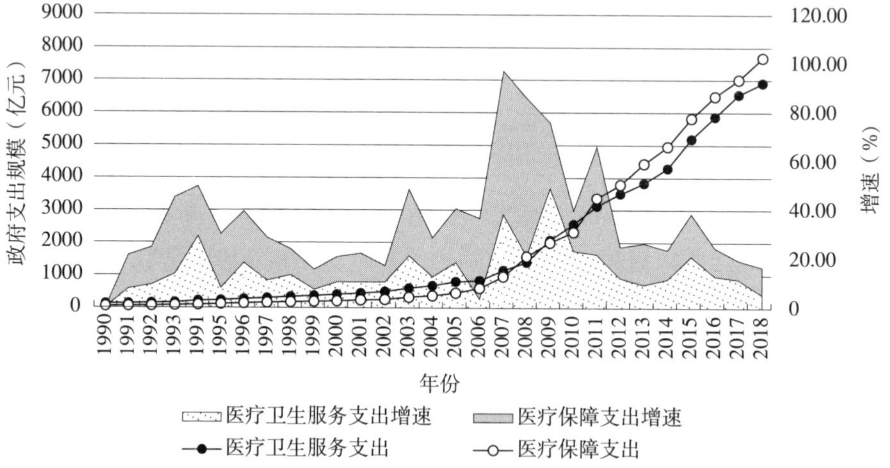

图 2-15 1990—2018 年中国政府支出分类型规模和增速

如图 2-16 所示，通过 2000—2018 年中国个人医疗支出数据，发现城镇和农村人均医疗保健支出在2010—2015年快速增加，2016年以后较快增加，从医疗保健支出占消费性支出比例来看，2010年前城镇数据大于农村数据，2010年及以后农村数据大于城镇数据。2018年底，城镇和农村医疗保健支出分别为2045.7元、1240.1元，占消费性支出比例分别为7.8%、10.2%。

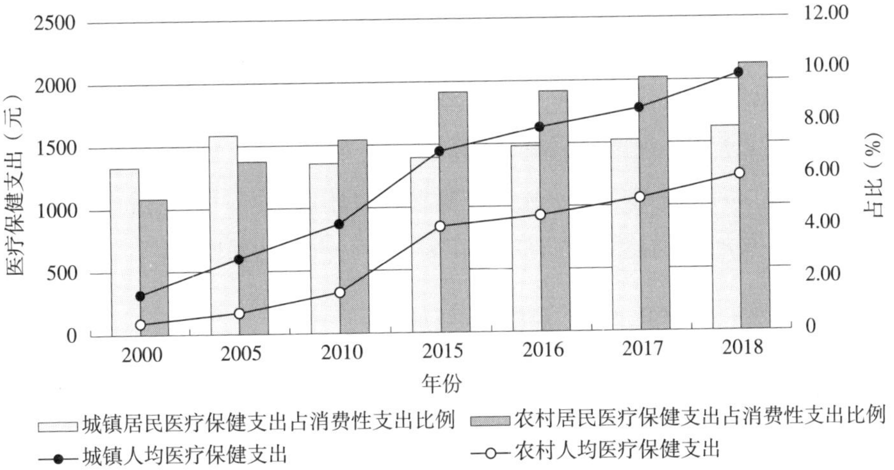

图2-16 2000—2018年中国个人医疗支出情况

2. 医疗费用保障情况

从医疗费用支出发展轨迹来看，2002年以前，随着该产业市场化水平不断提高，政府和社会卫生支出占比逐步减少，个人卫生支出占比逐步升高，导致“就医贵”问题极为突出。为了克服市场失灵现象，政府通过出台医疗服务价格规制和社会保障制度，有效遏制住了市场失灵现象。由此可知，政府规制在解决市场失灵问题时起到了重要作用。在政府规制实施的过程中，新的问题开始出现：一是持续快速增长的社会支出和政府支出，给社会保障机构和政府财政增加了巨大负担；二是在医疗费用个人支出占比大幅下降的情况下，城镇和农村居民医疗支出占比却连年增长，该产业逆向选择和道德风险问题初显。为了进一步揭示新的问题，需要对该产业效率进行全面“体检”，需要对新医改实施的政府规制效果进行准确测评。

通过梳理中国医疗服务产业的发展历史，发现政府规制在解决需求、供给和费用支出的问题上起到了至关重要的作用。但现阶段中国医疗服务产业还存在以下情况：一是，现阶段中国医院数量和乡镇卫生院数量相当，但医院增速明显高于乡镇卫生院增速。二是，现阶段中国卫生人员增速保持较快增长速度，但乡村医生和卫生员增速为负，进而导致中国城市和农村每千人口卫生技术人员数量相差较大。三是，现阶段中国医院总床位数快速增长，但中医医院、专科医院、乡镇卫生院床位数的增长还有待进一步提速。四是，近年来社会卫生支出快速增长，政府卫生支出和个人卫生支出较快增长。五是，中国医院诊疗总人次持续增长，尤其是高水平医疗服务机构满负荷运行。六是，中国基本医疗保险覆盖范围不断增大，但职工医保和居民医保的保障水平有待进一步提升。上述情况导致中国当前医疗服务产业新“就医难”和新“就医贵”问题较为突出，政府规制在解决相关问题时，还需进一步了解其原因，以更为准确地掌握政府规制实施内容、方向和强度。

二、中国医疗服务产业发展的重要动因

随着社会不断进步，当前中国医疗服务产业的主要矛盾已转化为人们对医疗服务美好向往的需求同不充分和不平衡发展之间的矛盾。为协调和解决好该产业的主要矛盾，政府应掌握其基础和原因，及时引导和约束该产业向更高效和更公平方向不断发展。

在医疗服务需求方面，中国人口快速老龄化、慢性非传染性疾病负担加重和优质医疗服务的迫切期望使医疗服务在数量、费用和质量等方面出现新的需求。一是中国人口快速老龄化导致潜在医疗服务需求巨大，如图 2-17 所示，1982—2018 年，0~14 岁人口数量和占比快速减少，15~65 岁人口数量和占比快速增长，65 岁以上人口数量和占比较快增长。近十年，三类数据分别呈现缓慢增长、基本不变、快速增长的趋势；2019 年，中国 60 岁以上人口约 2.54 亿，占总人口比例达 18.1%，2010—2019 年，十年间这两组数据分别增加了 0.76 亿和 4.84%。二是慢性非传染性疾病的较快增长导致医疗服务负担加重，据《中国卫生健康统计年鉴》数据显示，2018 年，城市和农村居民因恶性肿瘤、心脏病、脑血管病和呼吸系统疾病等慢性非传染性疾病导致的死亡占比分别为 80.61% 和 80.86%，这类疾病的治疗周期和难度导致医疗费用负担沉重，进而导致居民、政府和社会的医疗支出快速增长。三是患者对优质服务的迫切期望，在医疗服务信任传导机制尚未完善的阶段，患者选择就医机构时仅能凭借三级医院分类方式进行判断，如图 2-18 所示，三级医院就

诊人次数和增速均出现较大幅度增长，尤其是2010—2014年，三级医院的诊疗人次超过二级医院。

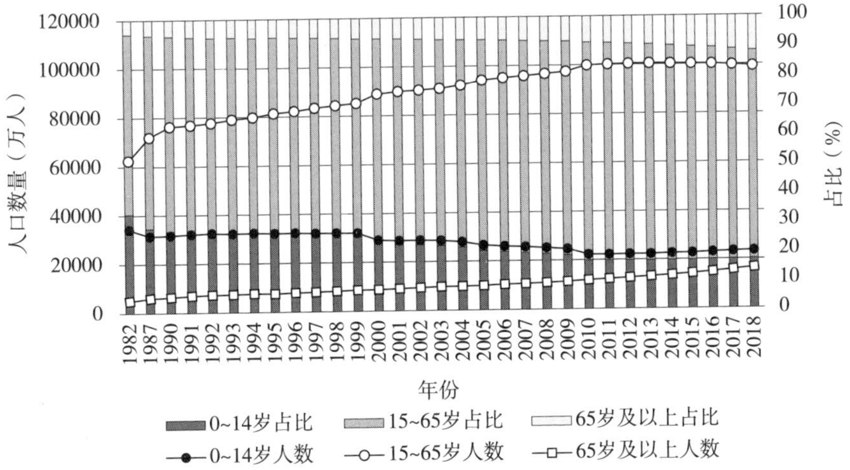

图2-17　中国人口数量及结构

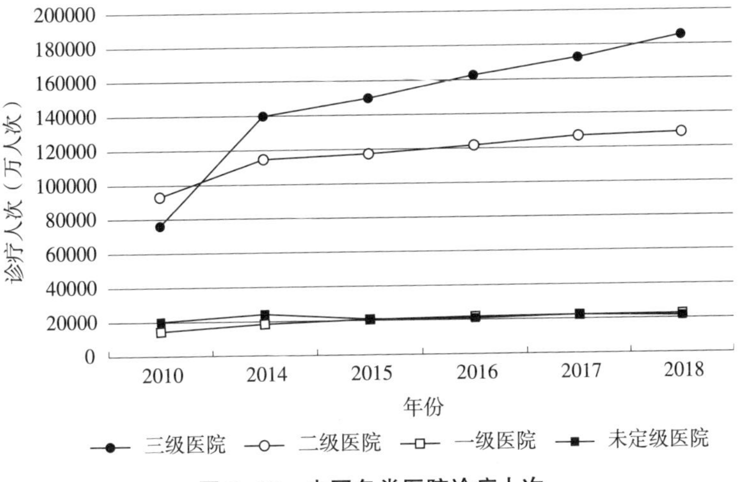

图2-18　中国各类医院诊疗人次

在医疗服务供给方面，医疗服务结构失衡、医疗服务低效运行和全面的医疗服务效率评价机制缺失使医疗服务效率和公平出现新的供给问题。一是医疗服务结构失衡，医疗服务质量欠佳和信息披露不充分，造成更高级别医院承担大量本可以在较低级别医院诊疗的需求，进而导致医疗供给结构出现失衡，如图2-19所示，近年来，医疗服务供给主要集中于二级和三级医院，三级医院提供医疗服务的增长趋势快于其他医院。二是医疗服务低效运行，医疗服务供给结构失衡导致较低等级医院运行效率不高，如图 2-20 所示，分析 2010—2018 年中国分级别医院病床使用率数据，发现三级医院总体呈下降趋势，2010 年和 2014 年的数据显示，三级医院病床使用率均超过 100%，三级医院、二级医院、一级医院平均病床使用率分别为 99. 73%、85. 07%、57. 98%。2018 年底，三类医院相关指标分别为 97. 5%、83%、56. 9%。三是全面的医疗服务效率评价机制缺失，尽管部分医院在传统以医疗服务数量为核心的运营效率评价体系下已满负荷运转，但医疗服务产业效率还需要重新审视患者对医疗服务质量、负担、安全等方面新的需求，有必要进一步讨论更全面的效率测评体系。

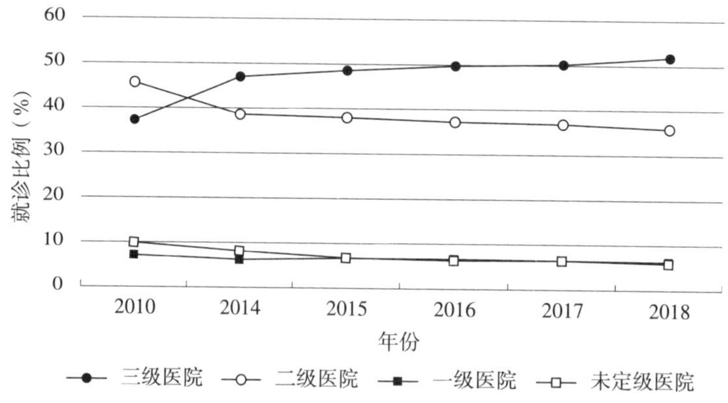

图 2-19　中国分级别医院就诊比例

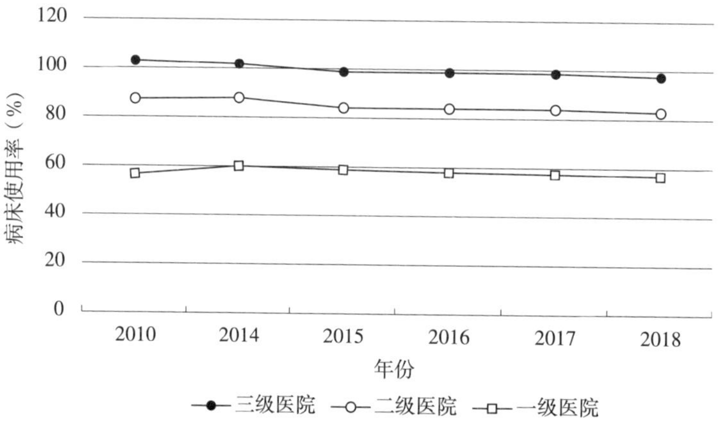

图 2-20　2010—2018 年中国分级别医院病床使用率

在医疗服务政府规制方面，面对中国医疗服务产业供给和需求之间的新问题，政府陆续颁布实施了多项改革措施，尤其是新医改以来，政府出台了《“健康中国2030”规划纲要》《“十三五”深化医药卫生体制改革规划》《关于推进医疗联合体建设和发展的指导意见》等多项政策，在分级诊疗、现代医院管理、全民医保、药品供应保障、综合监管等多方面取得新突破。当前中国医疗服务产业相关政策的实施已取得一定进展，但现有医疗服务提供模式下继续提供高质量的医疗服务必然会导致医疗费用的快速增长。目前，改革已进入“深水区”，为了促进该产业进一步发展，需要对新医改以来政府规制的效果进行检验和评价，唯有如此，才能了解政府规制是否达到规制目标，为进一步深入推进规制目标的实现提供有效指导。

三、中国医疗服务产业政府规制的现实考虑

中国医疗服务产业存在新的供给和需求矛盾，政府规制促进该产业进一步发展已迫在眉睫，在完善相关政策方面需要重点考虑该产业社会效益的提升、区域医疗服务供给均衡发展、公立医院改制发展等三个方面。

一是提升产业社会效益的需要。改革开放后实施的市场经济不可避免地会影响医疗服务产业的发展，医疗服务数量的提升成为市场经济下的该产业发展重要目标和绩效考核主要目标，虽然由此获得的经济效益在一定程度上促进了该产业规模的不断扩大，但是该产业逐利性加强导致的医疗负担、过度诊疗、医患纠纷等问题已非常严峻。为了引导该产业新的发展目标和约束该产业的不当行为，政府规制需要重点考察影响该产业社会效益的方方面面。为此，2019年国务院办公厅发布通知要求三级公立医院由规模扩张型转向质量效益型，实现效率提高和质量提升。医疗服务产业需要提升社会效益已取得广泛共识，但现有政府规制效果尚需进一步研究，通过动态评测不断调整优化政府规制才能有效提升社会效益。此外，还需进一步完善医疗保险平衡医疗服务社会效益的能力。

二是医疗服务供给均衡发展的需要。首先，医疗服务产业间均衡发展需要强有力的政府规制给予指引和约束。中国医疗服务产业因信任传导机制尚未健全，以及分级诊疗制度未严格实施，患者大病小病、急病慢病均盲目扎

堆在高等级医院就诊，导致高等级医院人满为患，低等级医院门可罗雀。此外，高等级医院对医疗服务资源产生虹吸现象，医院间发展失衡，以北京儿科医疗资源为例，北京医学会儿科学分会（2016）指出，北京近90%的儿科资源包括优质资源集中在公立医疗机构，80%左右的儿科医疗资源集中在三级医院，80%以上的儿科医疗资源集中在北京城区，该文章认为北京市儿科医疗资源总量不足且配置不均衡，资源分布呈现向专科医院、高层次医疗机构、城区和公立非营利性医院集中的状态。为了解决以上问题，政府实施了分级诊疗制度、医联体建设制度、现代医院管理制度等多项举措，这就需要对政府规制效果进行测评，以便及时调整完善相关规制，促进各级医院之间均衡发展。其次，医疗服务产业区域间均衡发展需要强有力的政府规制给予指引和约束。如图2-21所示，以三级公立医院为例，2018年，全国公立三级医院共计2263家，辽宁、江苏、浙江、山东、广东、四川等地三级公立医院数量较多，北京、天津、内蒙古、辽宁、浙江、四川、西藏、青海等地每百万人三级公立医院数量较多，以上数据初步显示区域间医疗资源还未实现均衡发展。此外，在利润的驱动下，处于资本投资优势地位的高级别医院持续扩张，吸取越来越多的物质、资金和人力资源，造成下级医院无法在技术水平上与上级医院进行竞争（Pan et al.，2016）。虽然中国已尝试了互联网+医疗、医疗集团和医疗合作共建等政策，但其效果还有待检验，政府规制需要在区域间医疗资源的公平分配、有效合作和均衡发展等方面做更为深入的讨论。最后，不同类型医疗机构均衡发展需要强有力的政府规制给予指引和约束。当前医疗服务产业的主体依然为公立医院，社会办医发展滞后，但作为公立医院的重要补充，社会办医在满足人民群众多样化、多层次的医疗服务需求方面将起到重要作用。当前外资医院、民营医院多为专科医院，其发展规模、发展质量和公平待遇等方面还存在很多问题，政府还需在准入规制、质量规制和价格规制等方面进一步优化和完善。

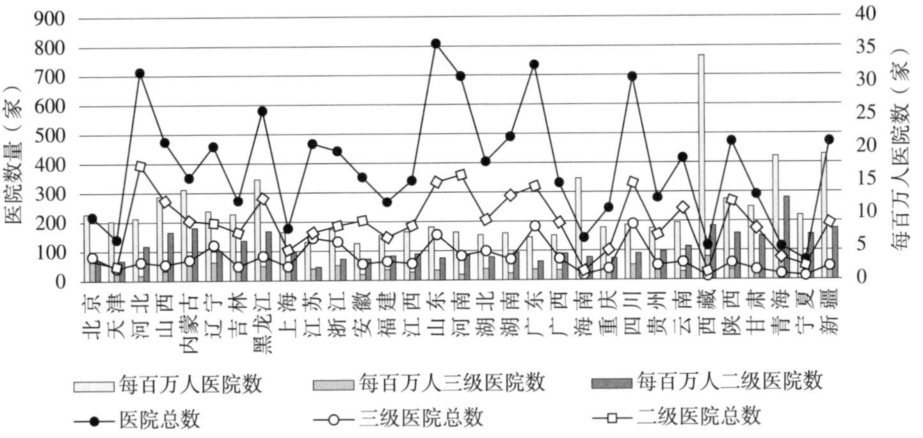

图 2-21　2018 年中国 31 个省（区、市）医院分布（未包含港澳台）

三是公立医院改制发展的需要。首先，医院间并购需要政府规制明确界限。近年来，公立医院改制试点多有出现，以华润医疗、中信医疗、北大医疗和复星医药等为代表的民营医疗集团，通过并购、控股和参与改制的方式，实现了公立医院的改制重组，一大批低效运行的医院重新焕发光彩，但还有一些试点案例出现失败、违法的情况。这就需要政府规制进一步规范，为医院改制提供全面的政策支持。其次，公立医院本身制度完善需要政府规制给予相应权利。高等级医院对医疗服务人才的虹吸效应导致其他医院和基层医疗服务机构缺乏经验丰富的医疗服务人员，以及该产业中医疗服务人员流动性缺乏，限制了疾病预防、发现及早诊断早治疗，限制了不同层级医疗服务机构的整合。虽然中国出台了医生多点执业的政策，其效果还有待观察。在医疗服务人才流动、薪酬、编制等方面，还需政府规制赋予医疗机构一定的自主权利。最后，医疗服务产业绩效评价和效率测评方面需要政府规制提供准确目标。该产业因其自身属性和经济特征，本身存在偏离政府规制目标的潜在风险。为了减少医疗机构和医疗服务人员的逆向选择和道德风险问题，需要政府规制在成本补偿、支付渠道和政府补助等方面给予关注，需要政府规制宣传引导转变该产业的运营目标。

综上可知，中国医疗服务产业在提升社会效益、均衡区域医疗服务发展、公立医院改制发展方面需要政府规制有效引导和约束。虽然政府规制在相关方面已出台诸多政策，但其效果还有待检验，这就需要对该产业现行政府规制进行梳理和测评，为进一步优化和完善政府规制提供依据。

本章小结

本章内容在于阐述医疗服务产业中政府规制的必要性，主要从医疗服务产业特性、政府规制理论依据、医疗服务产业现实需求三个方面进行论述。一是医疗服务产业具有公共、社会和经济三种属性，该产业存在市场和政府失灵问题，单纯的市场机制或政府规制并不能保证医疗服务的效率和公平。此外，该产业供给存在专业性、需求具有强制性和结果具有不可逆转性，需要全面、准确和动态测评政府规制实施效果，进而为政府规制进一步完善提供依据。这样才能促使政府成为医疗服务产业的监督者和调控者。二是结合产业特性从公共利益规制理论（市场失灵）、利益集团规制理论（政府失灵）、激励性规制理论三个方面阐述了医疗服务产业实施政府规制的必要性，为动态测评现有政府规制效果，提出激励性政府规制提供理论依据。三是对中国医疗服务产业发展历史进行了梳理，对该产业历史发展逻辑和进一步发展动因进行了深入研究，并从中国政府现实需要的角度分析了政府规制对该产业发展的必要性，为政府规制促进该产业进一步发展提供了现实依据。

第三章
中国医疗服务产业政府规制演进分析

伴随着中国经济体制的不断发展，医疗服务产业历经多次改革，回顾历次医疗改革及其成果，有助于了解政府规制存在的意义。总的来说，中国医疗服务产业政策经历了从无到有，并不断丰富完善的过程。本章将结合中国医疗服务产业发展演进的不同阶段，对政府制定的有关规制进行梳理和分析，以期全面了解中国医疗服务产业政府规制的演进和现状。

第一节　医疗服务产业政府规制历史

新中国成立以来，中国医疗服务产业的政府规制随着经济体制的变化经历了三个阶段：第一阶段是计划经济体制下的医疗服务产业政府规制时期；第二阶段是市场化改革下的医疗服务产业政府规制时期，又分为市场化改革探索期、市场化改革推广期和市场化改革完善期；第三阶段是全面改革下的医疗服务产业政府规制时期，这个阶段是新医改实施以来的政府规制时期。

一、计划经济下医疗服务产业政府规制（1950—1978 年）

新中国成立初期，长期战乱导致国内各地区普遍缺医少药，仅少数大城市拥有为数不多的教会医院和私人医院，国内每千人口医师数、病床数远远落后于发达国家，社会所能提供的医疗服务极为有限。为了满足人民群众的基本就医需求，国家在财力和医疗资源紧缺的情况下，形成了高度集中的医疗服务体系，将该体系以政府举办的公益事业方式运营管理，全部医疗资源由政府分配，全部医疗资源配置决策由政府颁布，这种计划经济体制下的医疗服务产业一直持续到改革开放前。

这一阶段中国医疗服务体系形成了城乡三级医疗服务体系，并主要依靠政府直接提供。各级医疗机构基本上隶属于某政府或某国家厂矿企业，其中，各级城市医院隶属于市、区政府；县医院隶属于县政府；乡镇卫生院隶属于乡政府；厂矿医院隶属于厂矿企业。同时，各级医疗机构被赋予行政级别，医疗服务人员属于国家工作人员。

为了更好地满足人民群众的基本就医需要，政府在医疗服务体系实施了准入规制、价格规制、医疗保障规制、安全规制等政策，相继制定了《国境卫生检疫条例》《医师暂行条例》《药师暂行条例》《医院诊所管理暂行条例》《种痘暂行办法》《传染病管理办法》《国务院关于消灭血吸虫病的指示》《食品卫生管理试行条例》《工厂安全卫生规程》等政府规制。这些政府规制将中国医疗服务机构的发展推向法治轨道，为中国医疗服务产业政府规制建设奠定了基础。一是准入规制方面，城乡三级医疗服务体系均由政府和集体兴办，除部分诊所外，严格控制私人办医，投资准入和人员准入均由政府以行政命令方式管理；二是价格规制方面，医疗服务价格实行统一定价，同时实行药品加成收入留用政策，具体定价由政府直接以行政命令方式管理，要求为患者提供廉价甚至免费的医疗服务，医疗服务收入和成本的差额由政府补贴；三是医疗保障规制方面，1952 年，中国城镇职工医疗保险制度建立，该制度由政府财政支付的机关事业单位职工公费医疗制度和由企业费用支付的国有企业职工劳保医疗制度组成；四是医疗服务安全规制方面，全国各省市卫生厅等政府机构对各级医疗机构进行管理和监督。

在经济发展相对落后和医疗卫生资源短缺的情况下，政府规制通过建立城镇职工“按需分配”的免费医疗制度以及农村合作医疗制度，大部分城市居民和农村居民都能够获得医疗保障，城乡医疗服务的公平性、可及性大幅度提高，尤其是大量的赤脚医生和巡回医疗队提高了农村地区的卫生意识，改善了农村地区的卫生状况，为保障农村地区居民的健康做出了突出贡献。与此同时，这一阶段的医疗服务体系也逐渐暴露出许多问题：一是医疗服务体系的成本补偿机制导致财政和企业不堪重负；二是医院机构的设备和技术难以更新换代；三是医院管理体制僵化，挫伤了医疗服务人员的积极性，进而也影响到医疗服务条件的改善和医疗服务的有效供给。随着中国社会和经济的发展，这种医疗服务已越来越难以适应社会经济的发展和人民生活的实际需求。因此，医疗服务产业发展体制和政府规制方式必然需要改进。

综上，这个阶段各级医院隶属于各级政府和厂矿企业，各级医院兴建发展由主管部门计划和决策，医院管理人员由上级主管部门任命和考核，医院职工按照劳动人事部门的政策和计划指标进行分配调动，医院按照全额事业单位或差额事业单位进行管理，医院成本补偿由政府财政和企业费用提供。政府对各级医院的经营和管理进行直接干预，在资源短缺条件下确实改善了中国人民的基本医疗状况。卫生行政部门既是各级医疗机构的主办者又是监督管理者的体制，也导致医疗服务体系效率和质量难以进一步提升。

二、市场化改革下医疗服务产业政府规制（1979—2008 年）

改革开放促使医疗服务产业进入市场化阶段，这一阶段分为三个时期：市场化改革探索期（1979—1988 年）、市场化改革推广期（1989—1996 年）、市场化改革完善期（1997—2008 年）。

（一）市场化改革探索期

改革开放初期，为了解决医疗资源短缺、医疗器械陈旧、医疗技术较差、医疗经费不足等问题，政府在价格规制、准入规制、质量规制等方面做出系列调整，市场化的医疗服务产业初步形成。一是在准入规制方面，为了调动医疗服务市场活力，1979 年国家有关部委出台通知①，要求运用经济方法对医院的业务活动和财务收支进行管理，如定额管理和包工资的方法。1980 年，国务院批准个体行医，自此，医疗服务市场垄断局面被打破。二是在价格规制方面，为了妥善解决医疗机构亏损问题，1981 年，卫生部发布通知要求医院实行经济管理被全国推广实施，医疗机构开始对有公费医疗和劳保医疗人员按成本收费，对一般老百姓按低标准收费。三是在医院管理规制方面，为了提高医疗服务效率和质量，1985 年，国务院首次批准院长负责制。自此，

① 卫生部、财政部、国家劳动总局联合出台《关于加强医院经济管理试点工作意见的通知》。

院长负责制对中国医疗服务产业产生深远影响，医院从政府举办逐渐转变为自主经营和相对独立的具有企业性质的事业单位。此外，为了缓解农村保健站经费严重不足导致的全国农村医疗卫生服务大倒退问题，1987 年，卫生部推行承包责任制，医疗服务机构开始在完成任务的前提下实行自主经营。

（二）市场化改革推广期

1989 年，国务院给出了医疗服务产业市场化方向的意见[①]，基本上确定了医院自主经营的发展方向。1992 年，国务院在拓宽卫生筹资渠道和完善补偿机制方面给出了方向指引。这一时期，在政府财政补助逐渐转向农村和向预防保健倾斜的客观条件下，医疗服务体系为了生存和发展，通过业余有偿服务扭转了亏损局面，通过多渠道筹资实现了进一步发展的目标。

这一时期的政府规制进一步放松，使医疗机构的设备、技术和规模等得到一定改善。一是放松医疗服务准入规制。政府开始鼓励多种形式的社会办医，形成了国有、民营、合资和外资等多元经营格局。二是放松医疗服务价格规制。这一时期政府进一步放松医疗服务价格规制，医疗结构在一定范围内可以自行定价、改革支付方式、制定公费医疗用药报销目录、实行药品加成收入留用政策和加强公费医疗和劳保医疗的管理（韩蕾，2010），此外，还探索了离退休人员医疗费和大病统筹制度。三是放松医院管理规制。1989 年，卫生部发布办法[②]要求建立专业性医疗机构评审委员会，对各医疗机构进行评审，将医院分为一级医院、二级医院、三级医院，将各级医院分为甲等、乙等、丙等和特等[③]，这种三级十等的医疗机构分级管理方式实施至今，在一定程度上激发了市场活力。

这一时期的医疗服务产业改革使医疗服务人员的积极性明显提高、医疗机构数量较快增长、先进医疗设备保有量大幅增长和内部效率普遍提高。与此同时，过度的市场化也导致医疗服务机构过分追求盈利，淡化了医疗服务的公益属性。

---

① 《关于扩大医疗卫生服务有关问题的意见》（国发〔1989〕10 号）。

② 《医疗机构分级管理办法（试行）》（卫医字〔89〕第 25 号）。

③ 特等为三级医院独有。

（三）市场化改革完善期

为了解决上一时期的问题，政府规制从规范医疗机构和人员行为到完善医疗费用支付机制两方面提出了解决措施。一方面，通过政府规制规范医疗机构和人员的行为，1997 年，国务院发布通知①，决定完善医疗服务价格规制，规范了基本和非基本医疗服务的定价制度，确定了不同级别的医疗机构和高技术服务的定价标准。另一方面，通过完善医疗成本补偿和医疗费用支付机制减少逐利动机，1998 年，政府规制从医疗保障、医药生产流通和医疗卫生体制等方面进行改革。但通过几年的实践，医疗服务价格规范并没有达到预期目标，医院乱收费现象依然存在，医疗费用居高不下。为了进一步减轻患者就医负担，城镇职工基本医疗保险制度被提出，从根本上改变了中国医疗服务成本补偿路径和医疗费用支付方式。2009 年，城镇职工基本医疗保险制度、新型农村合作医疗和城镇居民基本医疗保险制度才基本建设完成，医疗保障机构成为医疗费用的支付方。

这一阶段医疗服务产业的政府规制主要以市场化改革为主，通过完善价格规制、放松准入规制和改善质量规制，在城乡建立了比较完整的医疗服务卫生体系，并初步建立起医疗保障系统。与此同时，中国医疗服务产业仍然存在未有效解决的问题，如医疗费用上涨较快，导致政府和社会财政压力较大，医疗资源主要集中于大中城市，医疗服务的公平性和可及性不足。

三、全面改革下医疗服务产业政府规制（2009 年至今）

2009 年 3 月，中共中央和国务院发布了深化医疗卫生体制改革的意见和实施方案，这标志着中国新一轮医改的到来。如表 3-1 所示，2009—2020 年，中国政府共颁布实施了至少 9 项关于医疗服务产业的顶层规划，其中专门针对中医药的顶层规划 3 项。特别是在 2016 年 10 月 25 日，在总结新改革经验的基础上，中共中央、国务院发布了《“健康中国 2030”规划纲要》，指明了中国医疗服务产业未来发展的方向，纲要提出要把健康摆在优先发展的战略地位，坚持政府主导，发挥市场机制作用，加快关键环节改革步伐，坚持预

① 《关于卫生改革与发展的决定》（中发〔1997〕3 号）。

防为主、防治结合、中西医并重，转变服务模式，构建整合型医疗卫生服务体系，推动健康服务从规模扩张的粗放型发展转变到质量效益提升的绿色集约式发展，坚持以农村和基层为重点，推动健康领域基本公共服务均等化，维护基本医疗卫生服务的公益性。

表 3-1 中国 2009—2020 年医疗服务产业主要政策集

规制类型	规制类别	规制功能	主要内容	实施时间	规制名称	发文字号
综合规制	整体	顶层设计	新医改标志	2009 年 3 月 17 日	中共中央 国务院关于深化医药卫生体制改革的意见	中发〔2009〕6 号
		顶层设计	新医改标志	2009 年 3 月 18 日	国务院关于印发医药卫生体制改革近期重点实施方案（2009—2011 年）的通知	国发〔2009〕12 号
		完善机制	年度主要工作方案	2010 年 4 月 6 日	国务院办公厅关于印发医药卫生体制五项重点改革 2010 年度主要工作安排的通知	国办函〔2010〕67 号
		顶层设计	五年发展规划	2012 年 3 月 14 日	国务院关于印发“十二五”期间深化医药卫生体制改革规划暨实施方案的通知	国发〔2012〕11 号
		完善机制	医疗器械监管制度	2013 年 10 月 18 日	国务院关于促进健康服务业发展的若干意见	国发〔2013〕40 号
		顶层设计	五年发展规划	2015 年 3 月 30 日	国务院办公厅关于印发全国医疗卫生服务体系规划纲要（2015—2020 年）的通知	国办发〔2015〕14 号
		创新机制	分级诊疗试点制度	2015 年 9 月 11 日	国务院办公厅关于推进分级诊疗制度建设的指导意见	国办发〔2015〕70 号
		完善机制	医药产业发展规划	2016 年 3 月 4 日	国务院办公厅关于促进医药产业健康发展的指导意见	国办发〔2016〕11 号

续表

规制类型	规制类别	规制功能	主要内容	实施时间	规制名称	发文字号
综合规制	整体	完善机制	大数据应用发展意见	2016年6月24日	国务院办公厅关于促进和规范健康医疗大数据应用发展的指导意见	国办发〔2016〕47号
		顶层设计	十五年发展规划	2016年10月25日	“健康中国2030”规划纲要	—
		顶层设计	五年发展规划	2016年12月27日	国务院关于印发“十三五”深化医药卫生体制改革规划的通知	国发〔2016〕78号
		创新机制	医联体建设的制度	2017年4月26日	国务院办公厅关于推进医疗联合体建设和发展的指导意见	国办发〔2017〕32号
		创新机制	互联网加医院制度	2018年4月28日	国务院办公厅关于促进“互联网+医疗健康”发展的意见	国办发〔2018〕26号
		完善机制	县域医联体建设制度	2019年5月15日	关于推进紧密型县域医疗卫生共同体建设的通知	国卫基层函〔2019〕121号
		完善机制	城市医联体建设试点	2019年5月16日	关于开展城市医疗联合体建设试点工作的通知	国卫医函〔2019〕125号
		完善机制	高值医用耗材制度	2019年7月31日	国务院办公厅关于印发治理高值医用耗材改革方案的通知	国办发〔2019〕37号
		法律法规	颁布法律	2020年6月1日	中华人民共和国基本医疗卫生与健康促进法	—
	公立	创新机制	县级综合改革试点	2012年6月14日	国务院办公厅印发关于县级公立医院综合改革试点意见的通知	国办发〔2012〕33号
		完善机制	县级综合改革实施	2015年5月8日	国务院办公厅关于全面推开县级公立医院综合改革的实施意见	国办发〔2015〕33号
		创新机制	城市综合改革试点	2015年5月17日	国务院办公厅关于城市公立医院综合改革试点的指导意见	国办发〔2015〕38号

续表

规制类型	规制类别	规制功能	主要内容	实施时间	规制名称	发文字号
综合规制	公立	完善机制	三级医院绩效考核	2019年1月30日	国务院办公厅关于加强三级公立医院绩效考核工作的意见	国办发〔2019〕4号
	民营	完善机制	鼓励引导社会办医	2010年12月3日	国务院办公厅转发发展改革委卫生部等部门关于进一步鼓励和引导社会资本举办医疗机构意见的通知	国办发〔2010〕58号
		完善机制	社会办医促进制度	2015年6月15日	国务院办公厅印发关于促进社会办医加快发展若干政策措施的通知	国办发〔2015〕45号
		创新机制	社会办医促进制度	2017年5月23日	国务院办公厅关于支持社会力量提供多层次多样化医疗服务的意见	国办发〔2017〕44号
		完善机制	质量安全水平提升	2019年9月5日	卫生健康委　中医药局关于提升社会办医疗机构管理能力和医疗质量安全水平的通知	国卫医发〔2019〕55号
	中医	顶层设计	中医药发展政策	2009年4月21日	国务院关于扶持和促进中医药事业发展的若干意见	国发〔2009〕22号
		顶层设计	五年发展规划	2015年5月7日	国务院办公厅关于印发中医药健康服务发展规划（2015—2020年）的通知	国办发〔2015〕32号
		顶层设计	十五年发展规划	2016年2月22日	国务院关于印发中医药发展战略规划纲要（2016—2030年）的通知	国发〔2016〕15号
准入规制	整体	完善机制	医疗器械监管制度	2014年6月1日	医疗器械监督管理条例	国令第650号
		创新机制	医疗器械审批制度	2015年8月9日	国务院关于改革药品医疗器械审评审批制度的意见	国发〔2015〕44号

续表

规制类型	规制类别	规制功能	主要内容	实施时间	规制名称	发文字号
准入规制	整体	完善机制	医疗机构准入制度	2016年7月21日	国家卫生计生委关于印发医疗机构设置规划指导原则（2016—2020年）的通知	国卫医发〔2016〕38号
		完善机制	医疗器械监管制度	2017年5月4日	国务院关于修改《医疗器械监督管理条例》的决定	国令第680号
		完善机制	机构人员准入制度	2018年11月9日	关于优化医疗机构和医护人员准入服务的通知	国卫办医发〔2018〕29号
价格规制	公立	创新机制	基本药物采购制度	2010年12月8日	国务院办公厅关于印发建立和规范政府办基层医疗卫生机构基本药物采购机制指导意见的通知	国办发〔2010〕56号
		完善机制	药品集中采购制度	2015年2月28日	国务院办公厅关于完善公立医院药品集中采购工作的指导意见	国办发〔2015〕7号
	整体	创新机制	医疗服务价格制度	2016年7月1日	关于印发推进医疗服务价格改革意见的通知	发改价格〔2016〕1431号
		完善机制	药品价格管理制度	2019年11月26日	国家医疗保障局关于印发《关于做好当前药品价格管理工作的意见》的通知	医保发〔2019〕67号
		完善机制	内部价格管理制度	2019年12月26日	关于印发医疗机构内部价格行为管理规定的通知	国卫财务发〔2019〕64号
质量规制	整体	完善机制	三级医院评审标准	2011年4月18日	卫生部关于印发《三级综合医院评审标准（2011年版）》的通知	卫医管发〔2011〕33号
		创新机制	建立全科医生制度	2011年7月1日	国务院关于建立全科医生制度的指导意见	国发〔2011〕23号
		完善机制	抗菌药物临床标准	2012年4月24日	抗菌药物临床应用管理办法	卫生部令第84号

续表

规制类型	规制类别	规制功能	主要内容	实施时间	规制名称	发文字号
质量规制	整体	创新机制	医疗服务质量制度	2016年11月1日	医疗质量管理办法	国家卫生计生委令第10号
		完善机制	医学人才培养制度	2017年7月11日	国务院办公厅关于深化医教协同进一步推进医学教育改革与发展的意见	国办发〔2017〕63号
		完善机制	全科医生激励制度	2018年1月24日	国务院办公厅关于改革完善全科医生培养与使用激励机制的意见	国办发〔2018〕3号
		完善机制	医疗机构处方制度	2018年6月29日	关于印发医疗机构处方审核规范的通知	国卫办医发〔2018〕14号
公平规制	整体	创新机制	医保付费方式改革	2011年5月31日	关于进一步推进医疗保险付费方式改革的意见	人社部发〔2011〕63号
		完善机制	乡村医生指导制度	2011年7月14日	国务院办公厅关于进一步加强乡村医生队伍建设的指导意见	国办发〔2011〕31号
		创新机制	医师多点执业制度	2014年11月5日	关于印发推进和规范医师多点执业的若干意见的通知	国卫医发〔2014〕86号
		完善机制	乡村医生实施制度	2015年3月23日	国务院办公厅关于进一步加强乡村医生队伍建设的实施意见	国办发〔2015〕13号
		完善机制	开展医疗救助制度	2015年4月30日	国务院办公厅转发民政部等部门关于进一步完善医疗救助制度全面开展重特大疾病医疗救助工作意见通知	国办发〔2015〕30号
		创新机制	城乡医保整合制度	2016年1月3日	国务院关于整合城乡居民基本医疗保险制度的意见	国发〔2016〕3号
		创新机制	生育保险整合试点	2017年2月4日	国务院办公厅关于印发生育保险和职工基本医疗保险合并实施试点方案的通知	国办发〔2017〕6号

续表

规制类型	规制类别	规制功能	主要内容	实施时间	规制名称	发文字号
公平规制	整体	创新机制	疾病分组付费制度	2017年6月28日	国务院办公厅关于进一步深化基本医疗保险支付方式改革的指导意见	国办发〔2017〕55号
		完善机制	年度重点工作布置	2018年7月6日	国家医保局　财政部　人力资源社会保障部　国家卫生健康委关于做好2018年城乡居民基本医疗保险工作的通知	医保发〔2018〕2号
		创新机制	生育保险整合制度	2019年3月25日	国务院办公厅关于全面推进生育保险和职工基本医疗保险合并实施的意见	国办发〔2019〕10号
		完善机制	疾病分组试点制度	2019年5月21日	国家医保局　财政部　国家卫生健康委　国家中医药局关于印发按疾病诊断相关分组付费国家试点城市名单的通知	医保发〔2019〕34号
		创新机制	建立全科医生制度	2011年4月1日	卫生部关于印发《医疗质量安全事件报告暂行规定》通知	卫医管发〔2011〕4号
		创新机制	医疗纠纷处理制度	2018年10月1日	医疗纠纷预防和处理条例	国令第701号
管理规制	公立	创新机制	基层机构补偿制度	2010年12月14日	国务院办公厅关于建立健全基层医疗卫生机构补偿机制的意见	国办发〔2010〕62号
		完善机制	基层机构债务化解	2011年7月21日	国务院办公厅转发发展改革委财政部卫生部关于清理化解基层医疗卫生机构债务意见的通知	国办发〔2011〕32号
	整体	完善机制	医养结合指导制度	2015年11月20日	国务院办公厅转发卫生计生委等部门关于推进医疗卫生与养老服务相结合指导意见的通知	国办发〔2015〕84号

续表

规制类型	规制类别	规制功能	主要内容	实施时间	规制名称	发文字号
管理规制	整体	创新机制	现代医院管理制度	2017 年 7 月 25 日	国务院办公厅关于建立现代医院管理制度的指导意见	国办发〔2017〕67 号
		完善机制	行业综合监管制度	2018 年 8 月 3 日	国务院办公厅关于改革完善医疗卫生行业综合监管制度的指导意见	国办发〔2018〕63 号
		完善机制	国家地方事权和责任	2018 年 8 月 13 日	国务院办公厅关于印发医疗卫生领域中央与地方财政事权和支出责任划分改革方案的通知	国办发〔2018〕67 号

如表 3-1 所示，2009—2020 年，中国政府共颁布实施了至少 28 项包含多项细分规制的综合规制，涉及公立、民营、中医和面向整体医疗服务机构的综合规制①分别为 4 项、4 项、3 项、17 项。在面向整体医疗服务机构方面，完善了医疗器械监管制度、医药产业发展制度、大数据发展应用制度和高值医用耗材制度等多项综合规制，为使医疗资源高效运转，提高医疗服务可及性，中国政府提出了分级诊疗②、医联体建设③和互联网+医院的体制机制④。在公立医疗服务机构方面，提出了县域和城市医院改革意见，完善了三级医院绩效评价制度。在民营医疗服务机构方面，在完善社会办医制度和医疗服务质量安全制度的基础上，提出了社会办医提供多层次多样化医疗服务的目标。

此外，2020 年中国专门颁布实施了《中华人民共和国基本医疗卫生与健康促进法》，为保护发展医疗卫生与健康事业，保障公民享有基本医疗卫生服务，提高公民健康水平，推进健康中国建设建立法律保障。除了以上较为宏观和综合的政府规制外，2009—2020 年，中国政府还制定实施了 6 类中观和微观的细分政府规制，包括准入规制、价格规制、质量规制、公平规制、安全规制和管理规制，共计 36 条。

① 包含多项细分规制组成的综合性规制。

② 国务院办公厅《关于推进分级诊疗制度建设的指导意见》（国办发〔2015〕70 号）。

③《国务院办公厅关于推进医疗联合体建设和发展的指导意见》（国办发〔2017〕32 号）。

④《国务院办公厅关于促进"互联网+医疗健康"发展的意见》（国办发〔2018〕26 号）。

第二节　医疗服务产业政府现行规制体系

本节通过对中国现阶段医疗服务产业政府规制机构、规制内容和规制目标的梳理，力求展示新医改以来本书涉及的政府规制体系。

一、规制机构

医疗服务产业的规制机构包括全国人民代表大会、政府相关职能部门和医疗行业协会（学会），规制机构通过法律法规，以及经济政策、标准政策和许可政策等产业政策作为规制工具规范和引导该产业发展。

一是全国人民代表大会，其颁布的医疗服务产业相关的法律主要有《中华人民共和国基本医疗卫生与健康促进法》《中华人民共和国执业医师法》《中华人民共和国中医药法》《中华人民共和国国境卫生检疫法》《中华人民共和国精神卫生法》《中华人民共和国药品管理法》《中华人民共和国人口与计划生育法》等。

二是政府相关职能部门，国家卫生健康委员会（以下简称卫生健康委）是实施医疗服务产业规制的主要政府职能部门，卫生健康委制定了较为全面的医疗服务事业和医疗服务产业政府规制。此外，国家药品监督管理局、国家中医药管理局、国家医疗保障局、国家发展和改革委员会、国有资产监督委员会、财政部、国家税务总局等部委分别对医药和器械安全、中医医疗规范、医疗保障规制等方面颁布政府规制。

三是医疗行业协会（学会），如中华医学会、中华预防医学会、中国药学会、中国医院协会、中国医生协会、中国医疗器械行业协会、中华中医药学会、中华口腔医学会、中华护理学会、中华医院管理协会等。这些医疗行业协会（学会）在各地乃至中央政府的医疗服务产业发展战略和政策制定方面发挥着重要的作用。

二、规制内容

（一）准入规制

为了优化医疗资源配置，提高医疗质量，保障医疗安全，最大限度地满足人民群众基本医疗和多层次医疗服务的需求，促进医疗服务市场健康发展，一直以来，中国对医疗服务产业施行较为严格的市场准入规制。如表 3-1 所示，2009—2020 年，政府从医疗机构、从业人员和大型医疗设备三方面实施了多项综合规制和 5 项准入规制。

一是医疗机构准入规制。医疗机构的设立要符合医疗机构的基本标准、设置规划和管理条例，中国通过发放《医疗机构执业许可证》对医疗机构进行准入管理。为了缓解公立医疗系统运营压力，给患者提供层次多样的医疗服务选择空间，中国医疗卫生服务体系已经升级为分权化管理、向社会力量开放办医许可的多元供给体系。上一阶段医疗服务产业市场化的过程中，政府对社会办医的限制逐渐放开，早在 20 世纪 80 年代，社会力量就开始探索参与医疗产品和服务的筹资与生产活动，到 20 世纪 90 年代，卫生部明确放宽对医疗卫生行业的投资限制之后，社会力量才真正关注这个行业，到 21 世纪初期，中国政府允许外资在民营医疗投资项目中占不超过 70% 的股份，自此，社会办医迈出了重要的一步。新医改以来，中国政府开始鼓励和支持社会资本参与医疗服务产业，国务院颁布的各项政策打破市场准入壁垒，但 2015 年 6 月 11 日，国务院办公厅印发《关于促进社会办医加快发展若干政策措施的通知》，通知中提到新一轮医药卫生体制改革实施以来，国家出台多项措施促进社会办医发展，政策效应持续显现，但与形成多元办医格局的目标仍有不小差距，还有一些体制机制障碍和政策束缚需要破除。为此，2017 年，国务院办公厅印发《关于支持社会力量提供多层次多样化医疗服务的意见》和《关于推进医疗联合体建设和发展的指导意见》的通知，相关意见进一步鼓励社会力量对医院和其他医疗机构进行投资，进一步推动社会力量提供诊疗服务、综合和专科医疗服务，明确了社会办医的行业地位，促进其与公立医疗机构的公平竞争。自此，社会投资开始迅速增长，社会办医层次不断丰富、规模不断扩大。此外，2016 年政府还完善了医疗机构设置规划指导原则

(国卫医发〔2016〕38号)。

二是医疗机构从业人员准入规制。医疗服务供给具有专业性和服务结果不可逆转性的产业特征,要求医疗机构从业人员不仅具备专业教育背景、精湛的技术和丰富的经验,还要有较高的职业道德和专业素养,因此,对医疗机构从业人员准入门槛有严格的要求。这一阶段,中国政府有关部门通过对从业者基本资格的强制认定行使准入规制,如医师、护士执业资格考试制度。较为严格的准入规制也使对医疗从业人员的管理和其发展受到一定影响,中国医疗服务从业人员大多为编制管理公职人员,近年来,相关人员的招聘和管理逐渐出现僵化与低效问题。尤其是医疗专业人员的流动限制方面,根据中国的《执业医师法》,执业许可证对医生所属医疗机构的名称、执业类别(比如临床医生、传统中医、牙医和公共卫生等)和专长要做明确的说明,医疗专业人员只允许按照许可证中的地点和类别执业,这一规定对医生的流动性进行了严格的限制,导致医疗人力市场扭曲并弱化了其提供高质量医疗服务的能力。为了解决上述问题,2009年,中国政府开始试点医师多点执业规制,并在2014年11月15日由原国家卫生计生委发布了《关于印发推进和规范医师多点执业的若干意见的通知》(国卫医发〔2014〕86号),允许医师在两个及以上医院或诊所注册执业,明确了医师多点执业人事关系、劳务协议及医疗责任承担等责任义务,此外,2018年政府还完善了医疗机构和医护人员准入服务(国卫办医发〔2018〕29号)。医疗机构从业人员准入规制的放松加强了医务人员的流动性,但其效果还有待进一步研究。

三是大型医疗设备的准入规制。医疗器械作为医疗诊断、治疗和康复的重要组成,价格通常较高,医疗机构无序购入后导致医疗器械使用费快速增长,为了保证医疗器械尤其是大型医疗设备的合理配置,政府部门会对大型医疗设备的购置、应用与管理实施系列准入规制,如2014年和2015年实施的医疗器械监管制度和审批制度(国令第650号、国发〔2015〕44号)。受上一阶段放松规制影响,医疗机构的无序更新采购造成的医疗器械服务能力过剩,医疗资源低效运行和资本错位问题凸显,大型医用设备的无序购置甚至催生了过度检查、过度治疗等诸多问题。为了解决这些问题,2017年,国务院发布条例①调整了大型医用设备配置审批权限，对医疗器械的有序采购、有效运转和合理使用做出了明确要求。

（二）价格规制

为解决医疗服务产业中供方不合理激励和需求负向激励导致的医疗服务可及性和公平性问题，多项价格规制被中国政府提出，如表 3-1 所示，2009—2020 年，政府实施了多项综合规制、2 项面向公立医疗机构和 3 项面向全部医疗机构的价格规制。

一是为改变以前不合理的供方激励机制，一方面，国家取消了药品加成的政策，同时实施了分类采购、两票制等政策，约束了不合理的供方激励行为。2009 年，国务院发布通知②，对医疗费用支付方医疗保障机构提出探索医疗费用的谈判机制和付费方式改革意见。2010 年，国务院发布通知③，进一步梳理和规范了基本药物采购制度。2015 年，国务院发布通知④，进一步明确了公立医院药品集中采购工作的各项规章制度。2016 年，国务院提出意见⑤，要求所有公立医院取消药品加成，降低大型医用设备检查治疗和检验等价格，提高体现医务人员技术劳务价值的诊疗、手术、护理、康复和中医等医疗项目价格，这意味着在中国实行 60 多年的药品加成政策在所有公立医院取消了。此外，2019 年政府进一步完善了药品价格管理制度和内部价格管理制度⑥。另一方面，国家通过转变医疗支付方式达到降低治疗费用的目的，约束了不合理的供方激励行为。2012 年，原卫生部提出意见⑦，要求总额控制

---

① 《国务院关于修改〈医疗器械监督管理条例〉的决定》（国令第 680 号）。

② 《国务院关于印发医药卫生体制改革近期重点实施方案（2009—2011 年）的通知》（国发〔2009〕12 号）

③ 《国务院办公厅关于印发建立和规范政府办基层医疗卫生机构基本药物采购机制指导意见的通知》（国办发〔2010〕56 号）。

④ 《国务院办公厅关于完善公立医院药品集中采购工作的指导意见》（国办发〔2015〕7 号）。

⑤ 《国务院深化医药卫生体制改革领导小组关于进一步推广深化医药卫生体制改革经验的若干意见》（国医改发〔2019〕2 号）。

⑥ 《医保局关于印发〈关于做好当前药品价格管理工作的意见〉的通知》（医保发〔2019〕67 号）、《关于印发医疗机构内部价格行为管理规定的通知》（国卫财务发〔2019〕64 号）。

⑦ 《人力资源保障部　财政部　卫生部关于开展基本医疗保险付费总额控制的意见》（人社部发〔2012〕70 号）。

应考虑基金预算收入和支出等因素。2012 年，国务院提出意见[①]，要求医疗机构推行总额预付、按病种付费和按床日付费等支付制度，此后，各地纷纷开展试点，从按项目付费转向总额预算、按人头付费、按病种付费、按床日或按绩效付费。2019 年，国家卫生健康委发布通知[②]，明确了多个疾病诊断相关分组（DRG）付费试点城市。

二是不合理的需方负向激励。由于未采取严格的分级诊疗制度且缺乏医疗服务质量评判标准，患者对医疗机构的判断依据仅能从医疗机构级别或口碑获得，此时不同级别医院就诊的报销比例的限制不足以抑制患者越过基层医疗机构直接去更高级别医院就诊的行为。此外，高等级医疗机构配备的设备、技术和医生通常更好，使患者即便面临常见疾病时，也往往期望去更高级别医疗机构就诊。中国医疗服务产业受信任传导机制缺失、高级别医院医疗资源虹吸效应和分级诊疗未严格执行等因素影响，出现了高等级医院人满为患和低等级医院门可罗雀的现象，进而产生了不同医疗机构的资源紧张和闲置的医疗资源错位运行问题。

为解决以上问题，一方面中国出台了分级诊疗和医联体的相关政策，2015 年，国务院提出意见[③]，要求到 2020 年建立基本符合国情的分级诊疗制度。2017 年，国务院进一步提出指导意见[④]，要求到 2020 年形成较为完善的医联体政策体系。另一方面利用医疗保险约束医疗质量及分级定价，2016 年，国家发展和改革委员会发布通知[⑤]，进一步明确医疗服务分级定价政策。此外，还要求降低大型医用设备的使用费用，提高医务人员服务价格。

（三）质量规制

医疗服务产业具有医疗服务需求的强制性和服务结果的不可逆转性的特征，医疗服务质量是医疗服务机构最为核心的价值指标。现阶段，中国政府

---

① 《关于推进新型农村合作医疗支付方式改革工作的指导意见》（卫农卫发〔2012〕28 号）。

② 《国家医保局　财政部　国家卫生健康委　国家中医药局关于印发按疾病诊断相关分组付费国家试点城市名单的通知》（医保发〔2019〕34 号）。

③ 《国务院办公厅关于推进分级诊疗制度建设的指导意见》（国办发〔2015〕70 号）。

④ 《国务院办公厅关于推进医疗联合体建设和发展的指导意见》（国办发〔2017〕32 号）。

⑤ 《关于印发推进医疗服务价格改革意见的通知》（发改价格〔2016〕1431 号）。

出台了各类质量规制以规范、平衡和监督医疗机构的医疗质量水平，如表3-1所示，2009—2020年，政府实施了多项综合规制、7项面向全部医疗机构的质量规制。

一是完善了医疗质量标准体系。2009年，国家和地方医疗质量管理委员会（MQCC）陆续成立，出台了三级医院评审标准、全科医生制度和医疗质量管理办法等医疗质量规制。此外，还完善了医学人才培养制度和医疗机构处方制度。

二是从绩效考核标准上强调了医疗质量的重要性。传统的医院绩效管理中，受按量奖励而不是按质奖励的系统激励机制的影响，所有医疗机构的管理行为和医疗服务人员诊疗行为出现逐利性的突出问题，为了解决问题，从2010年开始，国家出台的城市和县级公立医院改革制度①，以及现代医院管理制度②，均包含医疗质量控制要求。此外，还专门针对全科医生培养与使用机制进行了规范③，在绩效考核标准上加强了医疗服务质量的权重。

（四）公平规制

医疗服务产业的多重属性决定政府需要出台公平规制以平衡其经济特征，现阶段，通过扩大城乡居民基本医疗保险的覆盖率和保障水平成为减轻个人医疗负担和避免因病致贫的重要抓手，如表3-1所示，2009—2020年，政府实施了多项综合规制、11项面向全部医疗机构的公平规制。2012年，国务院发布规划④，将基本医疗保障设为主体目标，建立多层次医疗保障体系，减轻个人医药费用负担。

一是，继续巩固发展新农合制度，逐步缩小城乡医保筹资水平和保障水平的差距，2016年实施了关于整合城乡居民基本医疗保险制度的意见⑤，

---

① 《国务院办公厅关于城市公立医院综合改革试点的指导意见》（国办发〔2015〕38号）、《国务院办公厅关于全面推开县级公立医院综合改革的实施意见》（国办发〔2015〕33号）。

② 《国务院办公厅关于建立现代医院管理制度的指导意见》（国办发〔2017〕67号）。

③ 《关于改革完善全科医生培养与使用激励机制的意见》（国办发〔2018〕3号）。

④ 《国务院关于印发卫生事业发展“十二五”规划的通知》（国发〔2012〕57号）。

⑤ 《国务院关于整合城乡居民基本医疗保险制度的意见》（国发〔2016〕3号）。

2017 年整合了生育保险和职工基本医疗保险[①]，为实现城乡统一的医疗保障制度奠定基础。

二是，探索建立重特大疾病保障机制，2015 年完善了医疗救助范围[②]，切实解决重特大疾病患者的因病致贫问题。

三是，提高农村区域医疗服务水平和高水平医疗服务资源共享，2011 年和 2015 年实施了乡村医生队伍建设的制度[③]，2014 年推进和规范了医师多点执业制度[④]，保障了高水平医疗服务资源的均衡获得。此外，医疗保险还全面推进按病种付费、按人头付费、总额预付等多种支付方式改革[⑤]。

（五）安全规制

医疗服务的安全性是保障医疗质量的重要基础，如表 3-1 所示，2009—2020 年，政府实施了多项综合规制、2 项面向全部医疗机构的安全规制。2011 年首次实施了医疗质量安全事件报告制度[⑥]，2016 年，中国首次实施了《医疗质量管理办法》，办法要求建立医疗机构医疗安全与风险管理制度，两项制度旨在通过顶层制度设计完善医疗安全管理机制，更好地保障广大人民群众的身体健康和生命安全。此后，2018 年，国务院提出医疗服务行业的监管意见[⑦]，以及医疗纠纷预防和处理条例[⑧]，2019 年，卫生健康委还发布了提升社会办医安全的通知[⑨]，明确规定了医疗服务安全各方任务和监管部门职责分工。

---

① 《国务院办公厅关于印发生育保险和职工基本医疗保险合并实施试点方案的通知》（国办发〔2017〕6 号）。

② 《国务院办公厅转发民政部等部门关于进一步完善医疗救助制度全面开展重特大疾病医疗救助工作意见的通知》（国办发〔2015〕30 号）。

③ 《国务院办公厅关于进一步加强乡村医生队伍建设的指导意见》（国办发〔2011〕31 号）、《国务院办公厅关于进一步加强乡村医生队伍建设的实施意见》（国办发〔2015〕13 号）。

④ 《关于印发推进和规范医师多点执业的若干意见的通知》（国卫医发〔2014〕86 号）。

⑤ 《关于进一步推进医疗保险付费方式改革的意见》（人社部发〔2011〕63 号）、《关于进一步深化基本医疗保险支付方式改革的指导意见》（国办发〔2017〕55 号）、《国家医保局　财政部　国家卫生健康委　国家中医药局关于印发按疾病诊断相关分组付费国家试点城市名单的通知》（医保发〔2019〕34 号）。

⑥ 《卫生部关于印发〈医疗质量安全事件报告暂行规定〉的通知》（卫医管发〔2011〕4 号）。

⑦ 《国务院办公厅关于改革完善医疗卫生行业综合监管制度的指导意见》（国办发〔2018〕63 号）。

⑧ 《医疗纠纷预防和处理条例》（国令第 701 号）。

⑨ 《关于提升社会办医疗机构管理能力和医疗质量安全水平的通知》（国卫医发〔2019〕55 号）。

（六）管理规制

为了促进医疗服务产业效率和公平性的提升，如表 3-1 所示，2009—2020 年，政府实施了多项综合规制、2 项面向公立医疗机构和 4 项面向全部医疗机构的管理规制。2010 年和 2011 年，政府完善了公立医疗机构的补偿机制和债务化解机制①，为接下来的政策实施做出了基础性工作。2017 年，国务院首次提出现代医院管理制度②，要求医疗机构努力实现社会效益与运行效率的有机统一，实现医院治理体系和管理能力现代化。此外，2018 年政府还实施了行业综合监管制度③，清晰界定了国家地方事权和责任④，为现代医院管理制度的顺利实施扫清障碍。

三、规制目标

（一）医疗服务产业经济性规制目标

1. 降低医疗服务价格

医疗服务价格可细分为药品价格、服务价格、检查价格等，医疗服务产业的产业特征导致医患之间高度信息不对称，医疗服务机构和医疗服务人员提供医疗服务时可能出现逆向选择和道德风险，其导致的过度医疗问题较为突出。“以药养医”和“以械养医”在一定历史背景下，曾长期在中国医疗服务产业中存在，随着取消药品加成、药品带量采购、社保用药扩充等政策的实施，中国药品价格逐步回归正常，为了避免更多类型的医疗服务价格走上药品价格的旧路，中国政府近期出台多项医疗服务价格改革意见，对医疗服务价格进行了较为全面的规范，这些政策的经济性目标是降低医疗服务价格，避免医疗服务价格扭曲。

---

① 《国务院办公厅关于建立健全基层医疗卫生机构补偿机制的意见》（国办发〔2010〕62 号）、《国务院办公厅转发发展改革委　财政部　卫生部关于清理化解基层医疗卫生机构债务意见的通知》（国办发〔2011〕32 号）。

② 《国务院办公厅关于建立现代医院管理制度的指导意见》（国办发〔2017〕67 号）。

③ 《国务院办公厅关于改革完善医疗卫生行业综合监管制度的指导意见》（国办发〔2018〕63 号）。

④ 《国务院办公厅关于印发医疗卫生领域中央与地方财政事权和支出责任划分改革方案的通知》（国办发〔2018〕67 号）。

2. 提高医疗服务质量

医疗服务因其强制性和不可逆转性的产业特征，使人们患病后都渴望得到最安全、最优质的医疗服务。尽管中国医疗服务质量较好，但患者更信任高等级医院，不同级别医院之间的医疗服务能力差距越来越大，进而使患者更信任高级别医院，导致医疗资源紧张和闲置的资源错位。究其原因，一是常见疾病治疗标准化推广及宣传有限；二是常见疾病及重大疾病医疗服务质量信息披露有限；三是现行医疗服务产业结构存在局限。为了解决医疗服务质量上的不均衡发展现状，国家出台了分级诊疗和医联体建设等政策，其方向和方式是好的，但目前其体系还未完全形成，其效果有待进一步论证。这些规制的经济性目标是均衡提高医疗服务产业医疗服务质量。

（二）医疗服务产业社会性规制目标

1. 提高医疗服务可及性

优质高效的医疗服务资源是稀缺的，医疗服务产业的不均衡发展和医疗负担加剧，导致医疗服务可及性变差。现阶段，中国医疗服务资源集中于城市中的大医院，而农村医疗服务资源较为贫瘠。不同地区、城乡之间和不同经济条件的患者在面对同样疾病时，可能导致诊疗不足，进而损害了人民身体健康。现阶段，提高医疗服务产业的可及性是保障人民群众公平获得诊疗服务必不可少的要件之一。对此，中国出台了多项发展基层医疗服务的政策，大力整合推进区域医疗资源共享，努力实现优质医疗卫生资源配置均衡化，在未来很长时间内，医疗服务产业的社会性目标是提高医疗服务的可及性。

2. 提高医疗服务安全性

医疗服务产业保障医疗服务质量的基础是提供安全的治疗服务。医疗差错在全球医疗系统中普遍存在，现阶段，在中国该产业存在因医患纠纷导致的医患关系紧张问题突出，医疗服务产业的安全性是患者在接受医疗服务时最关心的要素之一。对此，国家通过规范临床路径、建立安全监督机构、医疗质量安全事件报告等政策，引导规范医疗服务产业向更为安全的方向发展，在未来很长时间内，医疗服务产业的社会性目标是提高医疗服务的安全性。

本章小结

本章主要目的是通过分析中国医疗服务产业不同时期政府规制历史演变，了解中国医疗服务产业政府规制的演进脉络，掌握现阶段中国正在推行的各类政府规制的背景和内容。

首先，梳理了中国计划经济时期、市场经济时期和全面改革时期医疗服务产业政府规制的历史背景、原因和典型举措。一是计划经济时期，中国实行的免费医疗制度和农村合作医疗制度，使医疗服务的可及性和公平性得以提高，城乡居民的医疗需求均可获得一定保障。随着中国社会和经济的发展，这种医疗服务已难以满足人们的需求，医疗服务越来越难以适应社会经济的发展和人民生活的实际需求。二是市场化改革时期，这一阶段医疗服务产业的政府规制主要以市场化改革为主，通过完善价格规制、放松准入规制和改善质量规制，在城乡建立了比较完整的医疗服务卫生体系，并初步建立起医疗保障系统。但这一阶段中国面临着医疗资源供需和结构失衡，以及政府和社会财政面临着快速增长的医疗费用带来的压力。三是全面改革时期，这个时期新一轮医疗改革拉开序幕，其改革目标是要坚持公立医院公益性的基本定位，将公平可及、群众受益作为改革出发点和立足点，落实政府办医责任，破除公立医院逐利机制，构建布局合理、分工协作的医疗服务体系和分级诊疗就医格局。

其次，对全面改革时期的医疗服务产业政府规制的规制机构、规制工具、规制内容和规制目标进行较为详细的梳理。这一时期，中国从宏观、中观和微观角度，分别做出了顶层设计和规制了具体实施内容，初步形成了较为完善的政府规制体系，在准入规制、价格规制、质量规制、公平规制、安全规制及医院内部管理规制方面实施了较为全面的规制内容，当前政府规制的经济性目标是降低医疗服务价格和提高医疗服务质量，社会性目标是提高医疗服务可及性和提高医疗服务安全性。

最后，中国医疗服务产业虽然初步形成了较为全面的政府规制体系，但政府规制效果还有待进一步探讨。该产业实施政府规制的初衷是提高效率和公平性，结合中国医疗服务产业特征和政府规制目标的产业效率测评是政府规制效果评价的重要基础。对现阶段中国医疗服务产业中政府规制实施效果进行全面、动态的评价，可以为完善该产业政府规制提供依据，这将是本书接下来想解决的核心问题。

第四章

中国医疗服务产业全要素生产率测评

到2020年建立可负担、公平和有效的医疗服务体系是新一轮医疗卫生体制改革提出的重要战略目标。经过十余年的改革，中国已基本实现医疗保险全民覆盖、医疗服务可及性和可负担等目标，医疗体制机制改革在诸多领域实现了长足进步。但医疗服务产业发展不充分和不平衡问题仍相当突出，建立全面反映现实需求的产业效率测评工具，对缓解上述问题具有重要价值。

中国医疗服务产业发展的不充分和不平衡与现有医院效率评价的下述缺陷高度相关：一是“重数量、轻质量”，医疗服务数量指标是医疗机构效率评测的主要指标，迫使医生利用信息不对称采取供方诱导需求行为，致使过度医疗普遍存在，进而加剧医患矛盾；二是“重利益、轻公益”，由于在市场化改革中缺乏健全的配套机制，致使公立医院和民营医院、营利医院和非营利医院、专科医院和综合医院就医费用同步增加，模糊了医院的营利性和非营利性边界；三是“重投入、轻产出”，由于缺乏信任传导机制，所以三级医院效率饱和导致其期望通过大量投入满足更多的就医需求，而一、二级医院能力不足导致其期望通过大量投入改变现状，所以不同层次的医院均出现了投入失控引发的资源闲置和过剩。医疗服务产业的核心优势是提供更优质、更安全、更满意的医疗产出，在投入端不断满足各级医院运营要求时，医疗服务产业的效率改善应回归到产出端的优化。

如何让医疗服务产业更有效率和更高质量发展是中国面临的重大社会和经济问题之一。全要素生产率的科学测评是分析该问题的重要工具。当前医疗服务产业全要素生产率测评应贴近现实并合理优化，即把“重数量、轻质量”“重利益、轻公益”“重投入、轻产出”的效率评价体系升级为更均衡、更全面的效率测评体系。唯有在此基础上，才能较为准确地测评新医改以来实施的政府规制效果。如图 4-1 所示，本章主要讨论以下内容：一是通过改进医疗服务产业效率测评工具，建立符合患者需求和政策导向的投入产出指标体系，并通过典型相关分析检验投入产出指标的关联性；二是为了判断医疗服务产业效率情况，通过基于 Malmquist 指数的三阶段数据包络分析（DEA）模型测评该产业效率。

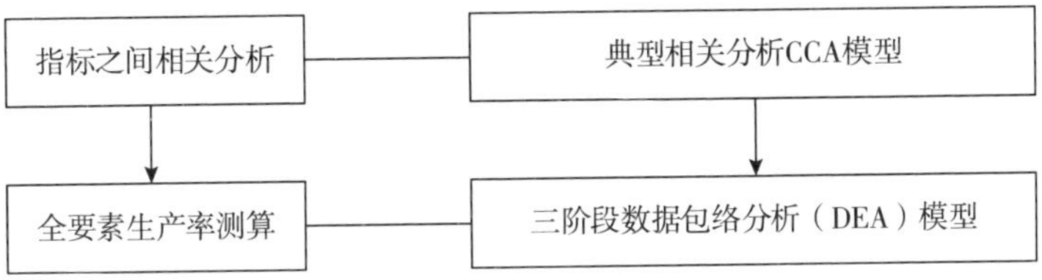

图 4-1　医疗服务产业全要素生产率测算路径

第一节　研究方法

本节在借鉴已有研究成果的基础上，选择三阶段数据包络分析模型测算中国医疗服务产业全要素生产率。如图 4-2 所示，本章的研究思路如下：首先，初步筛选医疗服务产业投入和产出指标集，通过典型相关分析（Hotelling，1936）检验该指标集两组变量之间的关系，若投入与产出指标之间具有显著关联性则说明相关指标是有效的，从而确定有效投入产出指标，形成医疗服务产业传统和改进的投入产出指标体系；其次，使用文献综述中选定的三阶段数据包络分析（DEA）模型剔除现实经济环境中地区发展情况、人口特征和统计噪声等对该产业投入指标的影响；最后，分别测算出医疗服务产业传统和改进的全要素生产率。

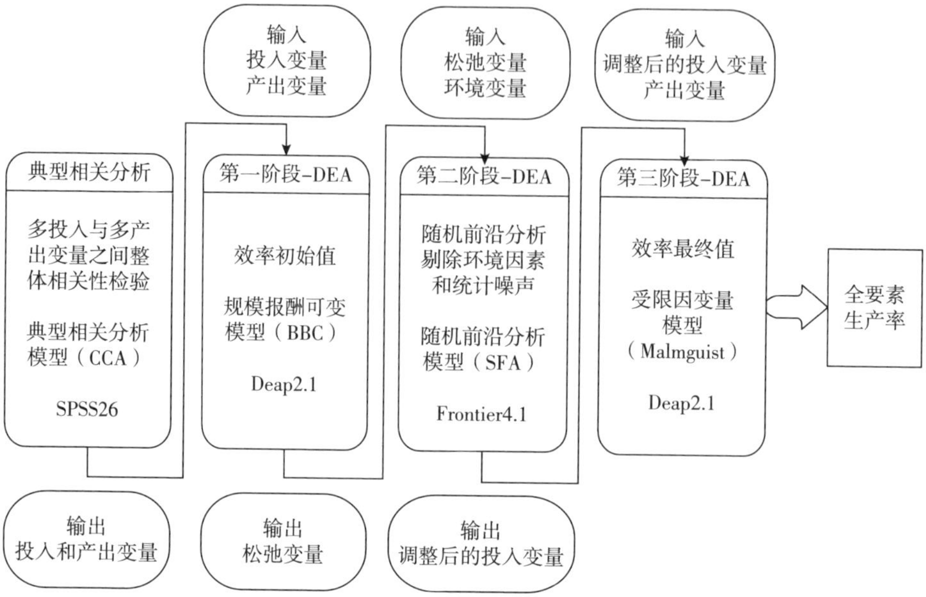

图 4-2 医疗服务产业效率测算框架

虽然传统 DEA 模型实际操作更简便，但现实环境中医疗服务产业效率还会受到地区发展情况、医疗卫生规划、人口特征、文化层次等环境因素的影响，Fried et al.（2002）认为利用三阶段 DEA 模型可以对这些因素的影响进行有效分析。

第一阶段使用传统的 DEA 模型展开初步测算，得到初步效率值。基于医疗服务产业特点，第一阶段选择将 BBC 模型作为 DEA 模型的基础模型。

第二阶段使用随机前沿模型对上一步得到的投入变量松弛值，以及决策单元不能决定的环境变量进行回归分析，然后做管理无效率的分离，将决策单元放置在完全一致的外界环境和随机干扰的条件下，使原始投入变量剔除外界环境调整量和随机干扰调整量。具体来说，决策单元的效率受到管理无效率（managerial inefficiencies）、环境因素（environmental effects）和统计噪声（statistical noise）的影响（宣烨等，2017），因此有必要利用随机前沿分析回归（Stochastic Frontier Analysis，以下简称“SFA”）剔除这三种影响因素。SFA 包括随机前沿面成本和产出函数分析，此模型由 Farrell（1957）首次提出，Aigner et al.（1977）逐步完善，该模型被认为是投入与产出系统效率测量的较好方法，在进行医疗服务产业效率评价时较常使用。第二阶段根据 Fried et al.（1994）的想法，利用 SFA 对松弛变量、环境变量和混合误差项进行回归，将第一阶段的松弛变量剔除决策单元影响因素。

第三阶段利用调整后的投入变量和产出变量使用第一阶段的 DEA 模型进行最终效率测算。这种方法也存在一定的缺陷，因为在第一阶段和第三阶段还是在使用传统的 DEA 方法，只能针对单一年度的各决策单元进行单期的横向比较，而无法对连续数年的效率做出分析。因此，本书选择受限因变量模型（以下简称“Malmquist 模型”）克服这一问题，该模型是根据 Fare et al.（1994）的想法进行构建的，可以用来评价各决策单元历年的生产率变动情况，并能进一步细分生产率变动的原因。Malmquist 生产效率指数即全要素生产率指数，可以分解为技术进步指数、综合技术效率指数、纯技术效率指数和规模效率指数。第三阶段测算的医疗服务产业全要素生产率已经剔除环境因素和随机因素的影响，是相对真实准确的，该指数即为本书测算的医疗服务产业效率。

综上，本章将使用基于 Malmquist 指数的三阶段 DEA 模型测评该产业效率，在第一阶段运用 Deap2.1 软件测算初步的效率值；第二阶段运用 Frontier4.1 软件测算调整后的投入指标值；第三阶段运用 Deap2.1 软件测算最终效率值。

第二节　指标体系

本节将结合已有研究成果构建传统和改进的中国医疗服务产业投入产出指标体系，同时明确投入产出指标和环境变量含义，说明数据来源，为后续该产业全要素生产率的测评提供基础支持。

一、投入产出的理论模型

医疗服务产业的全要素生产率与投入产出高度相关。医疗服务产业要投入包括资本、劳动、技术、数据和关系在内的生产要素，通过科学的运营机制产出令患者和社会满意的医疗服务，但传统的医疗服务产业全要素生产率测评通常是以门诊人次、出院人次和住院手术人次为代表的经济效益层面的产出指标。随着中国医疗服务产业不断转型升级和人民群众需求的变化，以医疗质量、病人负担、就医安全为代表的社会效益层面的产出指标已成为该产业全要素生产率不可回避的重要选项。病人负担是指病人在治疗过程中实际支出的费用高低；医疗质量是指由制度、技术和经验所保障的治疗能力；就医安全是指患者在就医过程中不发生法律和法规允许范围以外的心理、机体结构或功能损害、障碍、缺陷或死亡（吴远玉，2010）。如图 4-3 所示，本书构建了该产业传统和改进的投入产出指标体系。

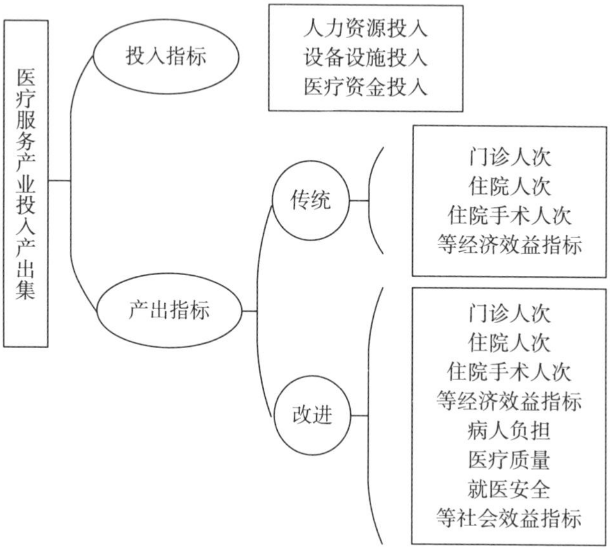

图 4-3　医疗服务产业传统和改进投入产出模型

二、投入产出的指标体系

运用三阶段 DEA 模型测算医疗服务产业全要素生产率需要有对应的投入变量、产出变量和环境变量，下面对各类指标和数据来源进行介绍。

（一）投入产出指标体系

以医院为代表的医疗服务产业，其主要职能是为人民群众提供疾病诊疗服务，保障社会健康水平，因此医院所创造出的产出更多的是难以用数字进行度量的“健康”（庞瑞芝等，2018）。如表 4-1 所示，本书借鉴有关研究将医疗服务产业投入和产出指标体系分为传统和改进两类。

表 4-1　医疗服务产业投入产出指标体系

分类	投入指标	产出指标	环境变量
传统	1. 执业医师数量 2. 注册护士数量 3. 床位数 4. 固定资产 5. 卫生支出	1. 门诊人次 2. 住院人次 3. 住院手术人次	1. 人均 GDP 2. 人口城镇化率
改进	1. 执业医师数量 2. 注册护士数量 3. 床位数 4. 固定资产 5. 卫生支出	1. 门诊人次 2. 住院人次 3. 住院手术人次 4. 门药比倒数 5. 住药比倒数 6. 门检比倒数 7. 住检比倒数 8. 急死率倒数 9. 医费比倒数 10. 感染率倒数	1. 人均 GDP 2. 人口城镇化率

1. 传统投入产出指标体系

在选取医疗服务产业效率指标时，投入指标选择“执业医师数量”（X1）、“注册护士数量”（X2）、“床位数”（X3）、“固定资产”（X4）、“卫生支出”（X5）五个指标（庞瑞芝等，2018；郑慧凌等，2019），限于数据可得性，选用医疗卫生机构固定资产近似替代各地区医疗服务产业固定资产投入。医疗服务产业提供的最基本医疗服务分为门诊和住院两部分，传统产出指标常选用“门诊人次”（Y1）、“住院人次”（Y2）和“住院手术人次”（Y3）三个指标（李颖菲等，2019）。

2. 改进产出指标体系

医疗服务产业中不仅需要提高以服务数量为核心的经济效益，还需要提高以服务质量、安全、可负担为核心的社会效益。医疗服务产业为人民群众提供疾病诊疗服务时，必然伴随着医疗质量缺陷、医疗事故和病人就医负担的产生。在一定范围内，治病救人数量增加越多，越有利于提高经济效益，但因医疗质量缺陷、医疗事故和病人就医负担的增加会导致社会效益下降，因而将有关服务数量指标称为期望产出，而将医疗质量、就医安全和病人负担有关指标称为非期望产出。将非期望产出作为产出指标引入 DEA 模型，有利于贴近实际需求，提高效率评价结果的全面性和科学性，本书参照有关学者处理非期望产出指标使用的倒数法，将非期望产出病人负担、医疗质量和就医安全等指标取其倒数后作为产出指标，引入 DEA 模型用于评价医疗服务产业全要素生产率（蓝虹等，2016）。

中国医疗卫生改革的主要目的之一就是将医疗费用控制在合理范围，切实减轻居民医疗负担水平（裴育等，2020），病人在治疗过程中实际支出的费用高低可以代表病人负担。在取消“以药养医、以械养医”的背景下，为了体现医疗费用的结构水平，间接反映病人负担，选取门诊和住院医疗费用中药费和检查费占比的倒数代表病人负担，在其他费用基本保持不变的前提下，药费或检查费占比越低该指标越高，病人负担越轻；为了可以直接反映实际病人负担，选取医疗卫生支出占消费性支出比例的倒数代表病人负担。在看病难和看病贵的环境下，上述指标可以显示一个地区医疗服务产业病人的就医负担水平，在医疗效果一定的情况下，病人的负担越低则该指标越高，意味着医疗服务的全要素生产率越高。如表 4-2 所示，代表病人负担的具体指标为“门药比倒数”（Y4）、“住药比倒数”（Y5）、“门检比倒数”（Y6）、“住检比倒数”（Y7）、“医费比倒数”（Y9）。

医疗质量高低代表医疗服务产业的核心能力，由制度、技术和经验所保障的核心能力可以应对更为复杂的病症。在三级医院人满为患，一级、二级医院效率不高的背景下，提升包括医疗质量在内的全要素生产率刻不容缓。通常来说，急诊病人的病情较为复杂，对医疗技术、经验和条件要求较高，其救治死亡率可以部分反映出医疗质量的高低，故选取急诊死亡率的倒数代表医疗质量，医疗质量越高则该指标越大。虽然可以反映医疗质量的指标较多，限于数据可得性，此处仅选用了急诊死亡率代表医疗质量的高低，如果条件允许，还可适当增加有关质量指标。如表 4-2 所示，代表医疗质量的具体指标为“急死率倒数”（Y8）。

就医安全是指病人在就医过程中不发生法律和法规允许范围以外的心理、机体结构或功能损害、障碍、缺陷或死亡（吴远玉，2010）。患者就医的安全如果得不到有效保障，就可能导致不良医疗后果，导致医疗事故，引发医疗纠纷。例如医院不能严格地执行无菌操作技术和消毒隔离制度，致使感染源传播，就会出现就医过程中的不安全医疗后果，故选取感染率倒数代表就医安全，就医越安全则该指标越大。此处限于数据可得性，仅选用医院感染率代表就医安全指标，如条件允许可增加相关指标。如表 4-2 所示，代表就医安全的具体指标为“感染率倒数”（Y10）。

表 4-2　医疗服务产业投入产出指标定义及说明

类别	变量名	表征指标	单位
投入	X1	各地区医院执业医师数量	人
	X2	各地区医院注册护士数量	人
	X3	各地区医院床位数量	个
	X4	因无医院数据，选用各地区医疗卫生机构的非流动资产（固定资产）价值	万元
	X5	各地区一般公共预算支出中医疗卫生支出金额	亿元
产出	Y1	各地区医院门诊诊疗人数	人
	Y2	各地区医院住院入院人数	人
	Y3	各地区医院住院病人手术人次数	次
	Y4	各地区门诊人次均药费占医药费比例的倒数	—
	Y5	各地区住院人次均药费占医药费比例的倒数	—
	Y6	各地区门诊人次均检查费占医药费比例的倒数	—
	Y7	各地区住院人次均检查费占医药费比例的倒数	—
	Y8	因无医院数据，选用各地区医疗卫生机构急诊病死率的倒数	—
	Y9	各地区城镇居民医疗保健支出占消费性支出比例的倒数	—
	Y10	各地区医院感染率的倒数	—

（二）环境变量选取

环境变量是指能够影响医疗服务产业全要素生产率，但不在主观可控范围内的因素。考虑到各地区所处的经济和社会环境有所不同，本书设定了 1

个经济环境变量，为表征经济发展程度的“人均GDP”，选用各时期各地区人均GDP，并以2000年为基期进行价格平减处理；设定了1个社会环境变量，为表征人口城镇化水平的“人口城镇化率”，选用各时期各地区城镇人口比重。

（三）数据来源

为了保证相关数据的权威和客观，本书采用《中国卫生健康统计年鉴》（2006—2019）（部分年份称为《中国卫生统计年鉴》《中国卫生和计划生育年鉴》）和《中国统计年鉴》（2006—2019）中国31个省（区、市）医院或医疗卫生机构的相关数据。

第三节　测算结果

本节将利用前文构建的中国医疗服务产业投入产出指标体系，借助典型相关分析法和三阶段数据包络分析法，对中国31个省（区、市）医疗服务产业2005—2018年的全要素生产率进行测算和评价。

一、典型相关分析检验结果

通过SPSS 26对中国31个省（区、市）的投入和产出指标进行典型相关分析，得到如下实证结果：根据假设检验P小于0.05，则典型变量通过检验，2005—2018年的第一对投入产出观测变量的显著性均通过检验，且相关性均超过0.5，具体见表4-3，由此可判断各年第一对典型相关变量相关性较为密切。

表4-3　典型相关系数

年度	相关性	特征值	威尔克统计	F	分子自由度	分母自由度	显著性
2018	.996	141.692	.001	7.506	45.000	79.148	.000
2017	.998	201.071	.000	8.637	45.000	79.148	.000
2016	.997	190.884	.000	9.289	45.000	79.148	.000

续表

年度	相关性	特征值	威尔克统计	F	分子自由度	分母自由度	显著性
2015	.997	176.609	.000	9.559	45.000	79.148	.000
2014	.997	144.683	.000	10.376	45.000	79.148	.000
2013	.996	120.752	.000	9.274	45.000	79.148	.000
2012	.994	88.688	.000	9.031	45.000	79.148	.000
2011	.993	74.780	.000	8.025	45.000	79.148	.000
2010	.994	79.688	.000	8.095	45.000	79.148	.000
2009	.992	65.101	.001	6.490	45.000	79.148	.000
2008	.992	59.454	.000	9.715	45.000	79.148	.000
2007	.992	64.114	.000	9.354	45.000	79.148	.000
2006	.994	81.475	.000	10.871	45.000	79.148	.000
2005	.991	54.153	.000	8.397	45.000	79.148	.000

二、全要素生产率测算结果

根据上一步检验结果，有关投入和产出指标之间存在正相关关系，医疗服务产业的投入能带来产出的增加。所以继续选择上述 5 个投入与 10 个产出指标，31 个决策单元共计 434 个样本。选择的样本数量满足 DEA 的基本规模要求，即 $5\times10=50<434$。下面将运用三阶段 DEA 模型测算中国医疗服务产业全要素生产率。

（一）结果说明

Malmquist 模型得出的结果包括全要素生产率指数、技术进步指数、综合技术效率指数、纯技术效率指数和规模效率指数，分别用 TFPCH、TECHCH、EFFCH、PECH、SECH 表示，五者之间的关系是：TFPCH＝TECHCH×EFFCH＝TECHCH×PECH×SECH，以上指标的经济含义分别反映了上期到本期的医疗服务产业除上述五个投入指标以外的因素①带来的经济效益和社会效益两方面产出效率、技术进步、管理决策正确性、管理水平和规模报酬的动态变化情况。

① 如技术、关系、品牌。

TFPCH 是以上期技术条件为参照，本期较上期全要素生产率的变化，若 TFPCH 大于 1，则表示相同医疗投入的条件下，医疗产出较上期增加，产业相对技术效率在提高；TECHCH 是技术边界较上期向上移动的情况，称为增长效应，若 TECHCH 大于 1，生产前沿面“向上”移动，则表示医疗服务产业技术出现了进步或创新；EFFCH 是测度上期到本期决策单元到最佳生产可能性边界的追赶程度，称为追赶效应，若 EFFCH 大于 1，决策单元的生产更接近生产前沿面，则表示医疗服务产业因经营管理水平提高、生产经验的增多和资源的有效利用而导致的产业相对技术效率的提高；若 PECH 大于 1，则表示医疗服务产业经营技术整体水平高于平均水平，若 PECH 小于 1，可通过提高内部管理决策能力来改善管理效率和促进生产经验的积累；若 SECH 小于 1，则表示医疗服务产业规模水平下降需要调整规模。

本节运用基于 Malmquist 模型的三阶段 DEA 方法分别对传统和改进的医疗服务产业全要素生产率进行了测算，由于运算结果数据规模较大，各时期各地区该产业仅给出第三阶段全要素生产率，均值给出第一阶段和第三阶段全要素生产率。经过相关软件计算共输出 10 个效率指数，其中 effch-1 为第一阶段综合技术效率指数；techch-1 为第一阶段技术进步指数；pech-1 为第一阶段纯技术效率指数；sech-1 为第一阶段规模效率指数；tfpch-1 为第一阶段全要素生产率指数；effch-3 为第三阶段综合技术效率指数；techch-3 为第三阶段技术进步指数；pech-3 为第三阶段纯技术效率指数；sech-3 为第三阶段规模效率指数；tfpch-3 为第三阶段全要素生产率指数。

（二）全要素生产率均值

1. 分时间全要素生产率均值

表 4-4 和表 4-5 分别为传统和改进指标体系下测算的中国医疗服务产业全要素生产率均值。以表 4-4 为例，2008—2009 年，第一阶段全要素生产率均值为 0.965，而第三阶段全要素生产率均值为 1.235；2017—2018 年，第一阶段全要素生产率均值为 0.996，而第三阶段全要素生产率均值为 1.061。这说明中国医疗服务产业全要素生产率受环境因素和随机扰动影响较为明显，进而印证以上选用三阶段 DEA 模型的必要性。

以 2017—2018 年为例，传统指标体系测算的医疗服务产业全要素生产率均值为 1.061，而改进指标体系测算的结果为 0.962，说明加入非期望产出后医疗服务产业全要素生产率发生了明显变化。通过测算，发现 2005—2018 年中国医疗服务产业传统和改进指标体系测算的全要素生产率平均增长率分别为 1.34%和-1.97%，说明中国医疗服务产业在仅考虑医疗产出数量指标时的全要素生产率是增加的，在考虑了医疗质量、病人负担和就医安全等非期望产出时的全要素生产率是下降的。下降的主要原因在于技术进步指数（techch-3）的下降，平均增长率为-2.2%，技术进步指数下降低了纯技术效率指数（pech-3）和规模效率指数（sech-3）提高的效果，导致改进全要素生产率平均增长率为负值。这一时期中国对医疗服务产业的科技投入在不断增加，技术进步理应促进效率的增长，有学者认为产生这种现象的原因是高新医疗设备的投入可能会导致产出数量的减少，降低了效率（薛新东，2012）。从规模效率指数（sech-3）上看，2005—2018 年中国医疗服务产业的规模效率均值为 1.002，基本保持不变，不需要调整规模。

表 4-4　中国医疗服务产业各时期全要素生产率均值——传统指标体系

年份	effch-1	techch-1	pech-1	sech-1	tfpch-1	effch-3	techch-3	pech-3	sech-3	tfpch-3
2005—2006	1.003	0.917	1.009	0.995	0.92	0.995	0.902	1.003	0.992	0.898
2006—2007	0.981	0.999	0.987	0.994	0.98	0.966	1.008	0.987	0.979	0.973
2007—2008	1.014	1.008	1.015	0.999	1.022	1.026	1.063	1.012	1.013	1.09
2008—2009	1.004	0.962	0.992	1.011	0.965	1.142	1.081	0.975	1.171	1.235
2009—2010	1.025	0.992	1.028	0.998	1.017	0.956	0.98	1.024	0.934	0.937
2010—2011	0.999	0.99	1.002	0.997	0.989	1	0.976	1.003	0.997	0.976
2011—2012	1.006	1.067	0.999	1.007	1.074	1.018	1.102	0.998	1.02	1.122
2012—2013	1.005	0.981	1.003	1.001	0.985	1.049	0.996	1	1.049	1.045

续表

年份	effch-1	techch-1	pech-1	sech-1	tfpch-1	effch-3	techch-3	pech-3	sech-3	tfpch-3
2013—2014	1.004	0.978	1.004	1	0.981	0.998	0.971	1.006	0.992	0.969
2014—2015	1	0.93	1	1	0.931	1.005	0.932	1.001	1.004	0.937
2015—2016	1.005	0.994	1.003	1.002	0.999	1.015	1.017	0.999	1.016	1.033
2016—2017	0.996	0.997	1	0.996	0.993	0.991	0.906	1.009	0.982	0.898
2017—2018	0.994	1.002	0.997	0.997	0.996	0.984	1.078	0.988	0.996	1.061

表 4-5　中国医疗服务产业各时期全要素生产率均值——改进指标体系

年份	effch-1	techch-1	pech-1	sech-1	tfpch-1	effch-3	techch-3	pech-3	sech-3	tfpch-3
2005—2006	1.01	0.892	1.005	1.005	0.901	1.012	0.9	1.005	1.007	0.911
2006—2007	0.992	0.949	1.003	0.989	0.941	0.993	0.958	1.003	0.99	0.951
2007—2008	1.017	0.969	1	1.017	0.985	1.009	0.979	1	1.009	0.988
2008—2009	0.985	0.952	0.993	0.993	0.938	0.984	0.938	0.993	0.991	0.923
2009—2010	1.025	0.981	1.012	1.013	1.006	1.024	0.993	1.012	1.012	1.016
2010—2011	1.001	0.964	0.993	1.007	0.965	0.998	0.961	0.994	1.005	0.96
2011—2012	1	1.143	1.001	0.999	1.143	1.002	1.156	1.002	1	1.158
2012—2013	0.999	0.97	0.985	1.014	0.969	0.998	0.99	0.987	1.011	0.988
2013—2014	1.01	0.954	1.016	0.994	0.963	1.007	0.973	1.013	0.995	0.98
2014—2015	1.001	0.902	1.001	1	0.903	1.001	0.9	1.001	1	0.901

续表

年份	effch-1	techch-1	pech-1	sech-1	tfpch-1	effch-3	techch-3	pech-3	sech-3	tfpch-3
2015—2016	1.004	1.004	0.998	1.006	1.008	1.004	1.013	0.998	1.006	1.017
2016—2017	0.998	0.987	0.997	1.001	0.985	0.998	0.99	0.997	1.001	0.988
2017—2018	0.998	1	0.998	1	0.998	0.997	0.965	0.998	1	0.962

随着中国医疗改革的不断深入，引入非期望产出的医疗服务产业全要素生产率可全面展示该产业经济效益和社会效益。新一轮医改从 2009 年开始，相关政策落实到效果产生以滞后一期来看，2005—2009 年和 2010—2018 年，中国医疗服务产业的改进全要素生产率均值分别为 0.943 和 0.997，说明中国该产业已在医疗质量、病人负担和就医安全方面做出了努力。2010—2018 年，技术进步指数均值为 0.9935，而综合技术效率指数均值大于 1，纯技术效率指数均值 0.9988，规模效率指数均值大于 1，说明近年来技术进步依然是该产业全要素生产率降低的重要原因，同时中国医疗服务产业还需提高内部管理决策能力和不断积累生产经验以改善纯技术效率指数的走低趋势。2017 年和 2018 年，中国医疗服务产业全要素生产率均值较 2016 年明显降低，技术进步和纯技术效率是主要影响因素，未来中国需要在技术进步和内部管理等方面做出改善。

2. 分地区全要素生产率均值

下面结合各省（区、市）医疗服务产业全要素生产率均值进行区域比较，大致按照国家地理区域划分为华东地区、华北地区、华中地区、华南地区、西南地区、西北地区和东北地区。如表 4-6 所示，2005—2018 年，七大区域改进的全要素生产率均值分别为 0.9901、0.9912、0.9729、0.9682、0.9780、0.992、0.9627，均呈现下降趋势，不同区域拉低全要素生产率的影响因素分别是：华东地区的技术进步和规模效率；华北地区的技术进步和纯技术效率；华中地区的技术进步；华南地区的技术进步；西南地区的技术进步和纯技术效率；西北地区的技术进步；东北地区的技术进步。说明七大区域均需改善技术进步效率，华东地区还需提高规模效率，华北和西南地区还需提高内部管理。七大区域中，仅有华东地区的上海、华北地区的北京、西南地区的云南、西北地区的甘肃医疗服务产业全要素生产率均值有所增加，每个区域该产业全要素生产率均值降低的原因各不相同，说明全国大部分地区该产业全要素生产率有进一步提升的空间。对比传统指标体系测算的全要素生产率均值来看，除东北地区外均大于1，说明中国七大区域的医疗服务产业还需进一步明确运营目标，将传统“重数量、轻质量”“重利益、轻公益”“重投入、轻产出”的全要素生产率测评体系升级为更均衡、更全面的测评体系。

表 4-6　2005—2018 年不同区域医疗服务产业全要素生产率均值

地区	改进指标体系					传统指标体系				
	effch-3	techch-3	pech-3	sech-3	tfpch-3	effch-3	techch-3	pech-3	sech-3	tfpch-3
上海	1.007	1.015	1	1.007	1.022	1.012	1.008	1.002	1.01	1.021
江苏	0.995	1	1	0.995	0.995	0.997	1.004	0.998	0.998	1.001
浙江	1	0.998	1	1	0.998	1.004	1.002	1.001	1.002	1.006
安徽	0.997	0.984	0.999	0.998	0.982	1	1.006	0.997	1.003	1.006
江西	0.999	0.987	1	0.999	0.985	1.003	1.016	0.998	1.005	1.019
山东	0.999	0.968	1	0.999	0.967	1	0.974	1	1	0.974
福建	0.999	0.984	1	0.999	0.982	0.994	1.016	0.996	0.998	1.011
华东地区	**0.9994**	**0.9909**	**0.9999**	**0.9996**	**0.9901**	**1.0014**	**1.0037**	**0.9989**	**1.0023**	**1.0054**
北京	1.013	1.014	1	1.013	1.027	1.02	1.012	1.006	1.013	1.032
天津	1	0.984	1	1	0.984	1.023	0.984	1	1.023	1.006
山西	1.009	0.963	0.984	1.025	0.971	1.011	0.992	1.002	1.01	1.003
河北	0.997	0.99	0.998	0.999	0.987	0.997	1.002	0.998	0.999	1
内蒙古	0.997	0.99	0.986	1.011	0.987	1.007	1.015	0.987	1.02	1.022
华北地区	**1.0032**	**0.9882**	**0.9936**	**1.0096**	**0.9912**	**1.0116**	**1.001**	**0.9986**	**1.013**	**1.0126**
河南	1	0.968	1	1	0.968	1	0.987	1	1	0.987
湖北	1	0.99	1	1	0.99	1.005	1.007	1	1.005	1.013
湖南	1	0.973	1	1	0.973	1.002	1.008	1	1.002	1.01

续表

地区	改进指标体系					传统指标体系				
	effch-3	techch-3	pech-3	sech-3	tfpch-3	effch-3	techch-3	pech-3	sech-3	tfpch-3
华中地区	**1**	**0.9770**	**1**	**1**	**0.9770**	**1.0023**	**1.0007**	**1**	**1.0023**	**1.0033**
广东	1	0.974	1	1	0.974	1	0.979	1	1	0.979
广西	1	0.973	1	1	0.973	1.003	1.008	1	1.003	1.011
海南	1	0.955	1	1	0.955	1.006	1.01	1	1.006	1.016
华南地区	**1**	**0.9673**	**1**	**1**	**0.9673**	**1.0030**	**0.9990**	**1**	**1.0030**	**1.0020**
重庆	0.999	0.999	0.999	1	0.998	1.004	1.031	1	1.004	1.035
四川	1	0.884	1	1	0.884	1	0.895	1	1	0.895
贵州	1	0.983	1	1	0.983	1.021	1.015	1	1.021	1.036
云南	1	1.01	1	1	1.01	1.004	1.031	1.003	1.001	1.035
西藏	1	0.966	1	1	0.966	1.038	1.006	1	1.038	1.044
西南地区	**0.9998**	**0.9684**	**0.9998**	**1**	**0.9682**	**1.0134**	**0.9956**	**1.0006**	**1.0128**	**1.0090**
陕西	1.005	0.977	1.004	1.001	0.982	1.014	1.001	1.006	1.008	1.015
甘肃	1.017	0.99	1.017	1	1.007	1.03	1.01	1.017	1.013	1.041
青海	1	0.973	1	1	0.973	1.05	1.024	1	1.05	1.076
宁夏	1	0.933	1	1	0.933	1.035	1.006	1	1.035	1.042
新疆	1	0.995	1	1	0.995	1.009	1.015	1.001	1.008	1.024
西北地区	**1.0044**	**0.9736**	**1.0042**	**1.0002**	**0.9780**	**1.0276**	**1.0112**	**1.0048**	**1.0228**	**1.0396**
辽宁	1.014	0.951	1.013	1.001	0.964	1.008	0.967	1.003	1.006	0.976
吉林	1.003	0.954	1.001	1.002	0.957	1.007	0.979	0.991	1.016	0.986
黑龙江	1.011	0.956	1	1.011	0.967	1.015	0.968	1.004	1.011	0.982
东北地区	**1.0093**	**0.9537**	**1.0047**	**1.0047**	**0.9627**	**1.01**	**0.9713**	**0.9993**	**1.011**	**0.9813**
平均值	**1.002**	**0.976**	**1**	**1.002**	**0.978**	**1.01**	**0.999**	**1**	**1.01**	**1.009**

注：此表大致按照国家地理区域划分，其中各地区未统计港澳台地区数据，内蒙古自治区整体计入华北地区。

（三）全要素生产率

如表 4-7 所示，改进指标体系测算的中国各时期各地区医疗服务产业全要素生产率。2010—2018 年中国医疗服务产业全要素生产率指数增长的省（区、市）有 15 个，分别为北京、天津、内蒙古、辽宁、黑龙江、上海、安徽、湖北、湖南、广西、重庆、西藏、陕西、甘肃、新疆，说明新一轮医疗改革在部分地区正有效推进。通过全要素生产率指数增长区域内比较，发现各地区各年度变化不一，说明有关政策的实施强度和效果未能持续，而通过全要素生产率指数降低区域内比较，发现有关政策导向未被有效推进。导致以上问题的原因之一是中国医疗服务产业的体制和机制应跟随市场需求和政策导向适时升级，急需利用有效评测工具实现定期评估全要素生产率，以便及时调整政策强度和监测政策实施效果。

表 4-7　不同时期和区域医疗服务产业全要素生产率——改进指标体系

地区	2005—2006	2006—2007	2007—2008	2008—2009	2009—2010	2010—2011	2011—2012	2012—2013	2013—2014	2014—2015	2015—2016	2016—2017	2017—2018
北京	1.057	1.018	1.092	0.987	1.051	1.074	1.157	1.048	1.011	0.995	1.001	0.936	0.944
天津	0.855	1.02	1.016	0.902	1.052	0.941	1.29	0.997	0.934	0.9	0.983	1.036	0.931
河北	1.003	0.975	0.985	0.94	0.989	0.964	1.131	0.961	0.999	0.907	1.054	0.975	0.963
山西	1.041	0.862	0.987	0.838	1.141	0.823	1.248	0.985	0.915	0.881	1.002	1.005	0.986
内蒙古	0.971	1.017	0.921	0.882	1.037	0.954	1.126	0.979	0.99	0.927	1.029	1.011	1.011
辽宁	0.901	0.882	0.933	0.745	1.139	0.959	1.145	0.959	0.947	0.981	1	0.996	1.014
吉林	0.93	0.876	0.916	0.846	0.973	0.901	1.151	1	0.997	0.911	0.979	1.023	0.973
黑龙江	0.933	0.833	1.036	0.816	1.024	0.877	1.244	0.984	0.907	0.903	1.041	1.015	1.033
上海	1.019	1.008	1.085	1.04	1.054	1.054	1.137	1.042	0.969	0.944	0.992	1.001	0.954
江苏	1.027	1.044	1.029	0.935	1.011	0.963	1.059	0.987	0.981	0.943	0.99	0.994	0.98
浙江	1.017	1.043	1.016	0.937	1.004	1.005	1.143	0.958	0.938	0.933	0.951	1.088	0.971
安徽	0.919	0.953	0.923	0.933	1.018	1.001	1.09	0.987	1.012	0.964	1.018	0.994	0.96
福建	0.985	1.041	1.007	0.963	1.04	0.962	1.11	0.927	0.949	0.898	1.045	0.931	0.936
江西	0.964	0.938	1.002	0.953	1.022	0.97	1.142	0.968	0.992	0.938	1.004	0.951	0.985
山东	0.983	0.996	0.946	0.9	0.951	0.892	1.089	0.933	0.943	0.925	1.025	1.031	0.981
河南	0.891	0.947	0.979	0.914	0.952	0.953	1.136	0.951	0.967	0.923	0.99	1.005	0.992

续表

地区	2005—2006	2006—2007	2007—2008	2008—2009	2009—2010	2010—2011	2011—2012	2012—2013	2013—2014	2014—2015	2015—2016	2016—2017	2017—2018
湖北	0.933	0.98	0.992	0.941	0.998	0.955	1.153	0.959	0.963	0.919	1.014	1.03	1.06
湖南	0.926	0.888	0.961	0.886	1.101	0.958	1.131	0.985	0.959	0.928	0.966	1.021	0.975
广东	0.975	1.013	0.96	0.9	0.99	0.951	1.084	0.968	0.925	0.938	0.982	1.003	0.99
广西	0.956	0.936	0.946	0.935	0.981	0.995	1.118	1.004	1.379	0.623	0.997	0.99	0.956
海南	1.017	0.908	0.878	0.817	1.025	0.87	1.1	0.979	0.96	0.919	1.164	0.976	0.861
重庆	0.984	0.986	0.966	0.952	1.041	0.983	1.103	1.017	1.02	0.954	1.021	1.006	0.952
四川	0.23	1.031	0.996	0.966	0.961	0.957	1.118	0.972	0.957	0.932	0.992	1.018	0.979
贵州	0.946	0.922	1.166	1.005	0.916	0.95	1.109	1.058	0.951	0.89	0.98	0.93	0.995
云南	1.012	1.077	1.051	0.998	1.018	1.017	1.05	0.939	1.052	0.937	1.03	0.978	0.978
西藏	0.676	0.843	0.987	1.145	1.001	1.167	1.46	1.083	1.026	0.593	1.319	0.858	0.781
陕西	0.955	0.931	0.898	0.942	1.011	0.963	1.197	0.963	0.97	0.946	1.019	1.014	0.986
甘肃	0.975	1.026	1.041	0.974	1.11	0.903	1.16	1.02	0.969	0.975	1.027	0.947	0.997
青海	0.987	0.77	1.08	0.927	0.977	0.936	1.348	1.085	0.979	0.831	1	0.965	0.872
宁夏	0.868	0.811	0.895	0.844	0.926	0.92	1.343	0.999	0.96	0.881	0.958	0.913	0.898
新疆	0.987	1.018	1.006	0.933	1.024	0.993	1.14	0.957	0.942	0.929	1.015	1.019	0.986

本章小结

本章以中国31个省（区、市）的投入产出数据，运用典型相关分析和三阶段数据包络分析对医疗服务产业2005—2018年的效率进行了测算和评价。

一是中国医疗服务产业改进指标体系中的投入产出指标之间有显著关联性。通过测算，发现其受环境因素和随机扰动影响较为明显，应用三阶段数据包络分析模型是必要的。

二是通过传统和改进指标体系全要素生产率的对比分析，发现中国医疗服务产业在仅考虑医疗产出数量指标上的全要素生产率是增加的，在考虑了医疗质量、病人负担和就医安全等非期望产出下的全要素生产率是下降的，中国医疗服务产业全要素生产率的测算中随着加入非期望产出会引起效率的变化；医疗服务产业全要素生产率受技术进步指数影响较大，可能的原因是医疗设备增加了患者治疗和检查的程序和项目，形成供给诱导需求现象，从而降低了该产业的全要素生产率。

三是通过对中国各区域医疗服务产业全要素生产率指数的比较，发现七大区域该产业全要素生产率均呈现下降趋势，但自新一轮医疗改革以来，已有 15 个省份全要素生产率得以提高，说明部分地区已在医疗质量、病人负担和就医安全等产出上做出了努力。随着中国政府和市场对该产业供给的更高要求，将促使越来越多的区域注重经济效益和社会效益的同步提升。

本章得出的中国各省（区、市）医疗服务产业全要素生产率是下一章研究该产业效率影响因素和政府规制实施效果的重要基础。

第五章

中国医疗服务产业政府规制效果研究

医疗服务产业具有多重属性，一直以来是各个国家改革和发展的重要领域，中国医疗服务产业是在医疗体制改革不断深化的过程中孕育发展的，在整个发展过程中，政府在计划经济、市场经济和全面改革时期出台了系列政府规制，新医改以来，为了促进该产业发展，政府推出了准入规制、价格规制、质量规制、公平规制、安全规制和管理规制等多项新举措。从前述研究可知，中国医疗服务产业当前还存在新的“就医难”和“就医贵”的问题，需要对新医改以来的政府规制效果进行评价。政府对医疗服务产业的管理的好坏，规制目标是否实现，对该产业的持续发展和改善人民健康有重要影响。因此，该产业政府规制效果的检验对于进一步完善政府规制具有重要指导意义。

通过第三章的分析，可知政府规制是复杂多样的，每种规制的实施时间、强度和重点均不一样，故把政府规制整体作为医疗服务产业效率的影响因素就较为笼统。为了较为细致地了解不同政府规制的实施效果，如图 5-1 所示，本章选取具有代表性的细分政府规制进行研究，细分政府规制通常拥有具体的规制目标，通过确定目标—建立规制—体现效率之间的关系，规制目标通常具有较为明确的代表性指标，验证政府规制通过代表性指标在医疗服务产业效率中起到的调节效应，达到评价政府规制效果的最终目标。限于部分数据难以获取，重点分析了经济性规制中价格规制、准入规制、医院管理规制、医生流动规制，以及社会性规制中医疗公平性规制和安全性规制的实施效果。

本章将采用上一章测算得出的中国医疗服务产业全要素生产率作为效率指标，通过收集中国 31 个省（区、市）2005—2018 年的相关数据，运用 Tobit 模型实证研究细分政府规制通过相应的规制目标如何影响医疗服务产业效率，即政府规制效果研究，进而为中国医疗服务产业政府规制的有效性提供经验证据。

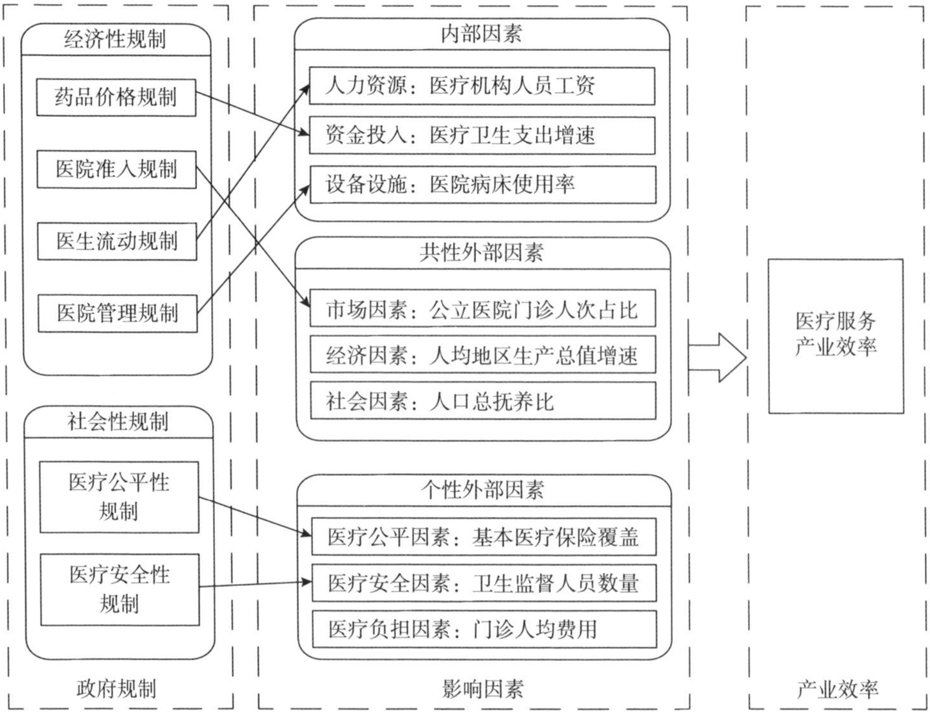

图 5-1　医疗服务产业政府规制效果的实证研究框架

第一节　研究假设

一、医疗服务产业效率外部影响因素

（一）共性外部影响因素

在研究影响医疗服务产业效率的外部影响因素时，包括该产业在内的大多数产业的效率通常会受到经济、社会和市场的共性外部因素影响，如地理

位置、城镇化率、教育水平、机构类型、经营方式、机构规模等因素对医疗服务体系运行效率具有显著影响（顾海等，2020；王洪娜，2020）。但学术界目前对于医疗市场结构对医疗服务产业效率的影响持不同意见，一种意见认为民营医院的增加在一定程度上提高了医院的效率，如有学者通过对 230 个国家公立医院、私立医院和公私合作医院的效率研究，发现公私合作医院的效率最高（Ortega-Díaz et al.，2020），也有学者认为公立医院医疗服务价格比民营医院可能会低，但民营医院的效率通常会更高（Bel et al.，2020）。另一种意见认为公立医院的增加在一定程度上提高了医院的效率，如通过对北京不同所有制医疗服务产业的效率测评，发现公立医院的技术效率、纯技术效率和规模效率高于民营医院（Jing et al.，2020），有学者认为公立医院的绩效明显优于其私立的营利性和非营利性同行（Tiemann et al.，2009），也有学者通过对德国医疗服务产业的实证研究，发现公立医院的效率比公私合作的医院效率要高（Friese et al.，2020）。鉴于本书将对医疗服务产业市场结构进行讨论，除了选用代表经济和社会的常用指标作为控制变量以外，还特别选用公立医院门诊人次占全部门诊人次比例代表产业结构变化指标。

国内外学者以医疗服务产业为对象对市场结构与产业效率之间的关系进行了大量的研究，这为本书利用改进的医疗服务产业全要素生产率进行实证研究提供了思路。当前中国医疗服务产业处于历史变革时期，国家出台了系列社会办医的扶持政策，但同时强调了以公立医院为主的方向，这些市场准入规制的实施是否提升了医疗服务产业的效率尚需验证。因此本书提出如下假设：

H1a：公立医院门诊人次占比的提高对医疗服务产业效率的提高具有正向促进作用。

根据现有学者关于中国医疗服务产业政府规制演进分析，发现政府准入规制的变化直接导致了该产业市场结构的剧烈变化，进而可能影响该产业的效率。故本书将政府准入规制作为交互项加入上一个假设中，来验证政府准入规制在医疗服务产业效率影响因素中起到的调节作用，因此本书提出如下假设：

H1b：医疗服务产业准入规制在公立医院门诊人次占比与该产业效率之间起到正向调节作用。

（二）个性外部影响因素

在研究影响医疗服务产业效率的外部影响因素上，除了上述共性外部因素外，该产业因其产业属性和产业特征，还存在医疗公平、医疗安全和医疗负担等个性外部影响因素。一方面有学者认为医疗服务产业效率受政府卫生支出、社会卫生支出等因素影响较为明显（韩健鹏等，2020）。对于政府和社会卫生支出的代表性指标“基本医疗保险覆盖率”，学术界目前有不同看法，一种为医疗保险覆盖率的提高可以提升医疗服务产业的效率，有学者认为扩大低收入群体获得医疗服务的机会，可以提高医院的利用率（Dafny et al.，2005）。另一种则持不同意见，如有学者认为城镇化率、人均地区生产总值和医疗保险参保人数等对医疗机构资源配置效率无显著影响（葛夫莲等，2020），也有学者认为中国医疗保险覆盖率的提高，使低收入人群能够获得昂贵的医疗服务，导致社会对优质服务的需求增加，进而导致了医疗服务系统的低效率（Chen et al.，2020），还有学者通过对美国马萨诸塞州的实证研究发现，医疗保险覆盖率的提高导致医院生产力大幅下降（Thompson et al.，2012）。另一方面外部卫生安全监管强度将直接影响该产业效率，虽然相关研究较少，但卫生监管人员是国家对医疗服务产业违反卫生法律法规的主要监管人员，卫生监管是保障广大患者公共卫生安全的重要屏障，就医安全作为医疗服务产业效率的重要评价指标，卫生监督管理强度必将影响该产业效率。结合前文所述，本章选用参加基本医疗保险比例代表医疗公平性指标，选用卫生监督人员数代表医疗安全性指标。

国内外学者以医疗服务产业为对象对医疗保险覆盖情况与产业效率之间的关系进行了大量的研究，这为本书利用改进的医疗服务产业全要素生产率进行实证研究提供了思路，同时卫生安全监督与该产业效率的关系还有待进一步研究。现阶段，国家出台了提高基本医疗保险覆盖率的政策，以及若干提高医疗服务安全性的法律法规，这些代表公平性和安全性的指标是否影响了该产业效率尚需验证。因此本书提出如下假设：

H2a：基本医疗保险覆盖率的提高对医疗服务产业效率的提高具有正向促进作用。

H3a：卫生监督人员数量的增加对医疗服务产业效率的提高具有正向促进

作用。

根据现有学者的研究和本书前述中国医疗服务产业政府规制演进分析，均发现政府公平规制和安全规制的变化直接导致了该产业个性外部环境的剧烈变化，进而影响该产业的效率。故本书将政府相关规制作为交互项加入上一个假设中，来验证政府公平规制和安全规制在医疗服务产业效率影响因素中起到的调节作用，因此本书提出如下假设：

H2b：医疗公平性规制在基本医疗保险覆盖率与医疗服务产业效率之间起到正向调节作用。

H3b：医疗安全性规制在卫生监督人员数量与医疗服务产业效率之间起到正向调节作用。

二、医疗服务产业效率内部影响因素

在研究影响医疗服务产业效率的内部影响因素时，发现卫生总费用、医疗机构的医疗业务收入、医生每日人均诊疗人次、病床数量、病床使用率、医疗服务人员薪酬、平均住院时间等对医疗机构效率影响较为显著（姜茂敏等，2020；李长乐等，2020；Chang et al.，2010）。结合本书研究重点，本书选用代表医疗服务产业中“人”“财”“物”三方面的影响因素，学术界目前对于医疗服务产业中三类微观影响因素多有研究，有的学者认为通过合理安排卫生人员配置、优化物质资源配置、提高财政资源配置卫生水平可以提高卫生资源配置效率（Xu et al.，2018），有学者认为通过优化医生补偿费和医院支付系统可以提高医院的生产率（Mollahaliloglu et al.，2018），有学者认为增加对医疗卫生支出的投入可以提高医院效率（Seddighi et al.，2020），也有学者认为提高病床使用率可以提高医疗服务机构的效率（Mosadeghrad et al.，2018）。结合上述研究成果，本章将以医疗机构人员工资代表医疗服务产业人力资源影响因素，以医疗卫生支出增速代表医疗服务产业资金投入影响因素，以医院病床使用率代表医疗服务产业设备设施影响因素。

国内外学者以医疗服务产业为对象对内部影响因素与产业效率之间的关系进行了大量的研究，这为本书利用改进的医疗服务产业全要素生产率进行实证研究提供了思路，上述研究发现在这方面的适用性仍需研究。现阶段，中国医疗服务产业处于新发展阶段，国家出台了多项法律法规提高医疗服务的效率，这些内部影响因素是否影响了该产业效率尚需验证。因此本书提出如下假设：

H4a：医疗机构人员工资的提高对医疗服务产业效率的提高具有正向促进作用。

H5a：医疗卫生支出增速的提高对医疗服务产业效率的提高具有正向促进作用。

H6a：医院病床使用率的提高对医疗服务产业效率的提高具有正向促进作用。

根据现有学者的研究和本书前述中国医疗服务产业政府规制演进分析，均发现政府实施的医生流动规制、药品价格规制、医院管理规制直接促使了该产业效率的剧烈变化。故本书将政府相关规制作为交互项加入上一个假设中，来验证三类细分政府规制在医疗服务产业效率影响因素中起到的调节作用，因此本书提出如下假设：

H4b：医生流动规制在医疗机构人员工资与医疗服务产业效率之间起到正向调节作用。

H5b：药品价格规制在医疗卫生支出增速与医疗服务产业效率之间起到正向调节作用。

H6b：医院管理规制在医院病床使用率与医疗服务产业效率之间起到正向调节作用。

第二节　研究设计

一、样本和数据来源

本研究的样本为中国 31 个省（区、市，不包含港澳台地区）医疗服务产业，考察期间为 2007—2018 年，共计收集了 12 年的面板数据。各时期各地区影响医疗服务产业效率的指标源于 2008—2019 年《中国卫生健康统计年鉴》① 和《中国统计年鉴》。

二、变量选取和度量

（一）被解释变量选取

基于本书假设，被解释变量选用第四章通过三阶段包络分析模型测算得出的中国 31 个省（区、市）2007—2018 年医疗服务产业改进的全要素生产率（TFP），具体数据见表 4-7。

（二）解释变量的度量

根据组织变革理论，组织变革的动因受到组织内部和外部环境两方面的影响，针对本书的研究对象，内部环境包括保障医疗服务产业运行的人财物和制度设计等一系列因素，而外部环境包括医疗服务产业的个性外部环境和社会、经济、政治等共性外部环境，内部和外部环境共同影响该产业的效率。通过前期文献的梳理，考虑到数据可得性，下面将影响医疗服务产业效率的影响因素分为内部因素和外部因素两类，并构建了影响该产业效率的分析框架，具体见图 5-2。

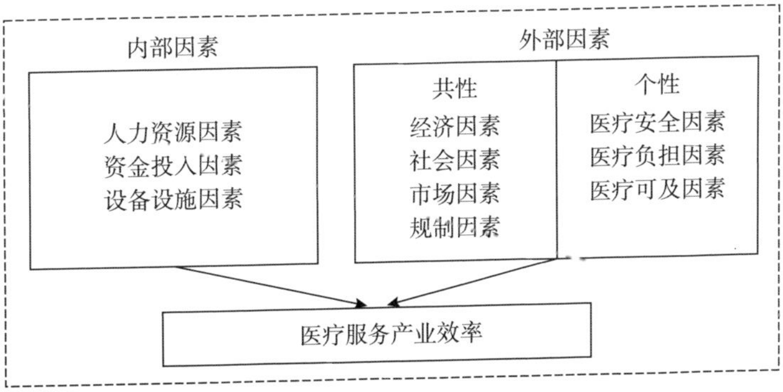

图 5-2　医疗服务产业效率影响因素分析框架

本研究将遵循普适性、多角度、可得性和可比性等原则选择三大类共计 9

① 部分年份称为《中国卫生统计年鉴》或《中国卫生和计划生育年鉴》。

个指标，如表 5-1 所示为影响医疗服务产业效率的具体指标含义。

表 5-1　医疗服务产业效率影响因素定义及说明

类别	变量	变量名	单位	计算公式及说明
内部因素	*SMS*	医疗机构人员工资（核心解释变量）	万元	$\frac{\text{各地区医疗机构总支出中人员经费}}{\text{各地区医疗机构人员数}}$ 因无法获得医院数据，故选用经价格平减的医疗机构人员平均工资
	GRM	医疗卫生支出增速（核心解释变量）	%	$\frac{\text{当期各地区一般公共预算中医疗卫生支出总额}}{\text{上年各地区一般公共预算中医疗卫生支出总额}}$ 相关数据均经价格平减
	HBR	病床使用率（核心解释变量）	%	各地区医院病床使用率
个性外部因素	*BIR*	参加基本医疗保险比例（核心解释变量）	%	$\frac{\text{各地区城乡居民基本医保参保人数}}{\text{各地区总人口数}}$
	OCC	医院门诊人均费用（核心解释变量）	人	经价格平减的医院门诊人均费用
	NHS	卫生监督人员数（核心解释变量）	人	各地区卫生监督所（中心）人员数
共性外部因素	*GRGDP*	人均地区生产总值增速（控制变量）	%	$\frac{\text{当期各地区人均}\ GDP}{\text{上年各地区人均}\ GDP}$ 相关数据均经价格平减
	TDR	人口总抚养比（控制变量）	%	$\frac{\text{各地区}\ 0\sim14\ \text{岁和}\ 65\ \text{岁以上人口数}}{\text{各地区}\ 15\sim64\ \text{岁人口数}}$
	POP	公立医院门诊人次占比（核心解释变量）	%	$\frac{\text{各地区公立医院门诊人次}}{\text{各地区医院门诊人次}}$

（三）调节变量的度量

调节变量包括药品价格规制（RE1）、医院准入规制（RE2）、医生流动规制（RE3）、医院管理规制（RE4）、医疗公平性规制（RE5）、医疗安全性规制（RE6），借鉴已有研究成果，本书将这六类政府规制设置为虚拟变量，通过选取不同政府规制的实施节点，分析相关规制实施前后的效果。

1. 药品价格规制的度量

2009 年，国务院发布了医药卫生体制改革方案，方案中对未来医疗卫生改革做出了顶层设计。随后多项落实药品价格规制陆续出台实施，规范了基本药物采购制度，明确了公立医院药品集中采购工作的各项规章制度，明确要求所有公立医院取消药品加成，降低大型医用设备检查治疗和检验等价格，提高体现医务人员技术劳务价值的诊疗、手术、护理、康复和中医等医疗项目价格。并要求落实公立医院药品分类采购、公立医院药品采购逐步实行"两票制"和规范诊疗行为等政策。除此之外，2009—2018 年，中国政府为了实现医药价格规制目标实施了一系列配套制度。通过以上简述和前文研究，需要设置代表规制的虚拟变量，政府从 2009 年开始，陆续颁布了一系列药品价格规制制度，基本形成了现阶段药品价格体系，因此把 2009—2018 年的药品价格规制设为 1，把 2007 年和 2008 年的药品价格规制设为 0。

2. 医院准入规制的度量

2015 年，国务院通过总结前期社会办医情况，提出要进一步加快发展社会办医若干政策，提到新医改以后的促进社会办医的目标还有待更好实现。随后，支持社会力量提供多层次多样化医疗服务和医疗联合体建设和发展开始逐步实施。通过以上简述和前文研究，需要设置代表规制的虚拟变量，2015 年的有关通知指出了前期的医院准入规制效果不佳，考虑到 2015 年政策的滞后性及 2017 年新出台医院准入规制升级内容，把 2017—2018 年的医院准入规制设为 1，把 2007—2016 年的医院准入规制设为 0。

3. 医生流动规制的度量

2014 年，原国家卫生计生委等五部门联合印发《关于推进和规范医师多点执业的若干意见》，意见中要求通过研究制定试点方案，积极开展试点，取得经验后逐步推开。2017 年 4 月，《医师执业注册管理办法》正式实施，医师多点执业开始正式实施。通过以上简述和前文研究，需要设置代表规制的虚拟变量，考虑到医生流动规制实施中的滞后性，把 2016—2018 年的医生流动规制设为 1，把 2007—2015 年的医生流动规制设为 0。

4. 医院管理规制的度量

2017 年，国务院开始实施现代医院管理制度，其目标是到 2020 年，基本形成维护公益性、调动积极性、保障可持续的医院运行新机制。通过以上简述和前文研究，需要设置代表规制的虚拟变量，把 2017—2018 年的医院管理规制设为 1，把 2007—2016 年的医院管理规制设为 0。

5. 医疗公平性规制的度量

2012 年，国务院印发《卫生事业发展“十二五”规划》，对中国医疗保障的总体目标是将基本医疗保障设为主体目标，建立多层次医疗保障体系，减轻个人医药费用负担。随后，在继续巩固发展新农合制度的基础上，为逐步缩小城乡医保筹资水平和保障水平的差距，多项落实医疗公平性规制陆续出台实施。通过整合城乡居民基本医疗保险制度实现了城乡统一的医疗保障制度。通过建立重特大疾病保障机制，解决因病致贫问题。除此之外，医疗保险全面推进支付方式改革，开始推行按病种付费、按人头付费和总额预付等支付方式。通过以上简述和前文研究，需要设置代表规制的虚拟变量，把 2012—2018 年的医疗公平性规制设为 1，把 2007—2011 年的医疗公平性规制设为 0。

6. 医疗安全性规制的度量

新医改以来，中国在 2016 年 11 月 1 日首次实施了《医疗质量管理办法》，对医疗安全进行顶层制度设计，建立了医疗机构医疗安全与风险管理制度和医疗质量（安全）不良事件上报机制。此后，2018—2019 年有关部门发布了医疗卫生行业综合监管制度，明确规定了各方的重点任务分工及医疗卫生行业综合监管部门职责分工。通过以上简述和前文研究，需要设置代表规制的虚拟变量，把 2017—2018 年的医疗安全性规制设为 1，把 2007—2016 年的医疗安全性规制设为 0。

三、模型选择与设计

根据前文所述，本节选用 Tobit 模型进行实证研究。

（一）Tobit 模型

针对受限因变量，Tobin（1958）提出了一个基于极大似然估计的回归模型，称为 Tobit 模型，Tobit 模型是对部分连续分布和部分离散分布的因变量提出的一个经济计量学模型，适用于在正值上大致连续分布但包含一部分以正概率取值为 0 或者 1 的结果变量。一般情况下，如果自变量的取值在某个范围之内或者在数据整理时进行了截断，且与自变量有关，则有如下线性回归模型：

$$Y_i = \beta_0 + \beta^T X_i + \mu_i$$

其中，$i=1, 2, 3\cdots\cdots$，在本书中，Y_i 为效率值，X_i 是解释变量，β^T 是未知参数向量，$\mu_i \sim N(0, \sigma^2)$。可以证明，当采用极大似然法对 Tobit 模型进行估计时，得到 $\beta^{\wedge T}$ 和 $\sigma^{\wedge 2}$ 是一致估计量①。

鉴于医疗服务产业效率值的特点，本书选取 Tobit 模型作为分析该产业效率影响因素的实证研究模型。

（二）主体模型选择

根据 Tobit 模型和前述医疗服务产业效率的影响因素，本研究将讨论医疗机构人员工资、医疗卫生支出增速、病床使用率、参加基本医疗保险比例、门诊人均费用、卫生监督人员数、人均地区生产总值增速、人口总抚养比、公立医院门诊人次占比共计 9 类因素对医疗服务产业全要素生产率的影响，实证 Tobit 回归模型设计如下：

---

① 当因变量为离散变量时，如果采用最小二乘法对回归模型进行估计，会导致估计量有偏且不一致。

$$MEFF_i^t = \beta_0 + \beta_1 SMS_i^t + \beta_2 GRM_i^t + \beta_3 HBR_i^t + \beta_4 BIR_i^t + \beta_5 OCC_i^t + \beta_6 NHS_i^t + \beta_7 GRGDP_i^t + \beta_8 TDR_i^t + \beta_9 POP_i^t + \varepsilon_i \quad \text{（模型 5-1）}$$

其中：$MEFF_i^t$ 是被解释变量，为各地区各时期医疗服务产业全要素生产率；β_0 为回归模型的常数项；$\beta_1 \sim \beta_9$ 为各解释变量的回归系数；*SMS* 为医疗机构人员工资、*GRM* 为医疗卫生支出增速、*HBR* 为医院病床使用率、*BIR* 为参加基本医疗保险比例、*OCC* 为医院门诊人均费用、*NHS* 为卫生监督人员数、*GRGDP* 为人均地区生产总值增速、*TDR* 为口总抚养比、*POP* 为公立医院门诊人次占比。

（三）分类模型构建

1. 药品价格规制效果检验模型

为了进一步研究药品价格规制的效果，验证虚拟变量药品价格规制在医疗卫生支出增速影响医疗服务产业全要素生产率中所发挥的调节作用，构建下列模型：

$$MEFF_i^t = \beta_0 + \beta_1 SMS_i^t + \beta_2 GRM_i^t + \beta_{re1} GRM * RE1 + \beta_3 HBR_i^t + \beta_4 BIR_i^t + \beta_5 OCC_i^t + \beta_6 NHS_i^t + \beta_7 GRGDP_i^t + \beta_8 TDR_i^t + \beta_9 POP_i^t + \varepsilon_i \quad \text{（模型 5-2）}$$

其中：*RE*1 是调节变量，*GRM* ∗ *RE*1 是交互项，其他保持不变。

2. 医院准入规制效果检验模型

为了进一步研究医院准入规制的效果，验证虚拟变量医院准入规制在公立医院门诊人次占比影响医疗服务产业全要素生产率中所发挥的调节作用，构建下列模型：

$$MEFF_i^t = \beta_0 + \beta_1 SMS_i^t + \beta_2 GRM_i^t + \beta_3 HBR_i^t + \beta_4 BIR_i^t + \beta_5 OCC_i^t + \beta_6 NHS_i^t + \beta_7 GRGDP_i^t + \beta_8 TDR_i^t + \beta_9 POP_i^t + \beta_{re2} POP * RE2 + \varepsilon_i \quad \text{（模型 5-3）}$$

其中：$RE2$ 是调节变量，$POP * RE2$ 是交互项，其他保持不变。

3. 医生流动规制效果检验模型

为了进一步研究医生流动规制的效果，验证虚拟变量医生流动规制在医疗机构人员工资影响医疗服务产业全要素生产率中所发挥的调节作用，构建下列模型：

$$\begin{aligned} MEFF_i^t = & \beta_0 + \beta_1 SMS_i^t + \beta_{re3} SMS * RE3 + \beta_2 GRM_i^t + \\ & \beta_3 HBR_i^t + \beta_4 BIR_i^t + \beta_5 OCC_i^t + \beta_6 NHS_i^t + \\ & \beta_7 GRGDP_i^t + \beta_8 TDR_i^t + \beta_9 POP_i^t + \varepsilon_i \end{aligned} \qquad \text{（模型 5-4）}$$

其中：$RE3$ 是调节变量，$SMS * RE3$ 是交互项，其他保持不变。

4. 医院管理规制效果检验模型

为了进一步研究医院管理规制的效果，验证虚拟变量医院管理规制在医院病床使用率影响医疗服务产业全要素生产率中所发挥的调节作用，构建下列模型：

$$\begin{aligned} MEFF_i^t = & \beta_0 + \beta_1 SMS_i^t + \beta_2 GRM_i^t + \beta_3 HBR_i^t + \beta_{re4} HBR * RE4 + \\ & \beta_4 BIR_i^t + \beta_5 OCC_i^t + \beta_6 NHS_i^t + \beta_7 GRGDP_i^t + \\ & \beta_8 TDR_i^t + \beta_9 POP_i^t + \varepsilon_i \end{aligned} \qquad \text{（模型 5-5）}$$

其中：$RE4$ 是调节变量，$HBR * RE4$ 是交互项，其他保持不变。

5. 医疗公平性规制效果检验模型

为了进一步研究医疗公平性规制的效果，验证虚拟变量医疗公平性规制在参加基本医疗保险比例影响医疗服务产业全要素生产率中所发挥的调节作用，构建下列模型：

$$\begin{aligned} MEFF_i^t = & \beta_0 + \beta_1 SMS_i^t + \beta_2 GRM_i^t + \beta_3 HBR_i^t + \beta_4 BIR_i^t + \\ & \beta_{re5} BIR * RE5 + \beta_5 OCC_i^t + \beta_6 NHS_i^t + \\ & \beta_7 GRGDP_i^t + \beta_8 TDR_i^t + \beta_9 POP_i^t + \varepsilon_i \end{aligned} \qquad \text{（模型 5-6）}$$

其中：$RE5$ 是调节变量，$BIR * RE5$ 是交互项，其他保持不变。

6. 医疗安全性规制效果检验模型

为了进一步研究医疗安全性规制的效果，验证虚拟变量医疗安全性规制在卫生监督人员数影响医疗服务产业全要素生产率中所发挥的调节作用，构建下列模型：

$$\begin{aligned} MEFF_i^t = &\beta_0 + \beta_1 SMS_i^t + \beta_2 GRM_i^t + \beta_3 HBR_i^t + \beta_4 BIR_i^t + \\ &\beta_5 OCC_i^t + \beta_6 NHS_i^t + \beta_{re6} NHS * RE6 + \\ &\beta_7 GRGDP_i^t + \beta_8 TDR_i^t + \beta_9 POP_i^t + \varepsilon_i \end{aligned} \quad \text{（模型 5-7）}$$

其中：$RE6$ 是调节变量，$NHS * RE6$ 是交互项，其他保持不变。

第三节 Tobit 模型实证过程

在运用 Tobit 模型进行回归分析时，通过平稳性检验判断相关变量是否为平稳序列，通过更换被解释变量或改变解释变量处理方式进行稳健性检验。

一、平稳性检验与描述性统计

将整理好的数据用 Stata15. 1 和 Eview9 软件进行 Tobit 模型回归。

（一）平稳性检验

本书选取 Tobit 回归模型属于经典计量经济学模型，为避免面板数据出现伪回归，需要对各变量分别进行单位根检验，主要包括相同根及不同根的检验，通过 Eview9 统计分析软件，分别进行较常使用的 ADF-Fisher、PP-Fisher 及 Levin、Lin&Chut 检验。

首先做出如下假设：H0 为序列有单位根（不平稳），H1 为没有单位根（平稳）。根据 P 值检验变量是否为平稳序列，在此仅做检验示范，图 5-3 为

GRGDP 未通过单位根检验图示，未通过检验的指标对其进行一阶差分，如图 5-4 所示一阶差分的 *GRGDP* 通过单位根检验图示，通过检验的变量的 *DF* 值和 *P* 值均符合要求，其他未列示图示的变量同理。

Panel unit root test: Summary
Series: GRGDP
Date: 03/26/20 Time: 23:02
Sample: 2007 2018
Exogenous variables: Individual effects
Automatic selection of maximum lags
Automatic lag length selection based on SIC: 0 to 1
Newey-West automatic bandwidth selection and Bartlett kernel

Method	Statistic	Prob.**	Cross-sections	Obs
Null: Unit root (assumes common unit root process)				
Levin, Lin & Chu t*	-2.41223	0.0079	31	332
Null: Unit root (assumes individual unit root process)				
Im, Pesaran and Shin W-stat	-0.45865	0.3232	31	332
ADF - Fisher Chi-square	72.5381	0.1694	31	332
PP - Fisher Chi-square	100.882	0.0013	31	341

** Probabilities for Fisher tests are computed using an asymptotic Chi -square distribution. All other tests assume asymptotic normality.

图 5-3　单位根检验未通过图示

Panel unit root test: Summary
Series: D(GRGDP)
Date: 03/26/20 Time: 23:02
Sample: 2007 2018
Exogenous variables: Individual effects
Automatic selection of maximum lags
Automatic lag length selection based on SIC: 0 to 1
Newey-West automatic bandwidth selection and Bartlett kernel

Method	Statistic	Prob.**	Cross-sections	Obs
Null: Unit root (assumes common unit root process)				
Levin, Lin & Chu t*	-23.9787	0.0000	31	303
Null: Unit root (assumes individual unit root process)				
Im, Pesaran and Shin W-stat	-16.6001	0.0000	31	303
ADF - Fisher Chi-square	315.381	0.0000	31	303
PP - Fisher Chi-square	422.132	0.0000	31	310

** Probabilities for Fisher tests are computed using an asymptotic Chi -square distribution. All other tests assume asymptotic normality.

图 5-4　单位根检验一阶差分通过图示

通过对所有变量的单位根检验，形成如表5-2所示的变量检验结果，对未通过单位根检验的变量均进行一阶差分后用作Tobit模型回归。

表5-2 解释变量和被解释变量单位根检验表

变量名称	单位根检验	一阶差分后单位根检验
TFP	通过	—
SMS	未通过	通过
GRM	未通过	通过
HBR	通过	—
BIR	未通过	通过
OCC	未通过	通过
NHS	未通过	通过
GRGDP	未通过	通过
TDR	未通过	通过
POP	未通过	通过

（二）描述性统计结果

表5-3呈现了主要变量的描述性统计特征。统计样本为中国31个省（区、市）有关数据，统计时间为2007—2018年。其中医疗机构人员工资（*SMS*）均值为4.13万元，观测样本差异较大（标准差为2.14）；医疗卫生支出增速（*GRM*）均值为0.25；医院病床使用率（*HBR*）均值为84.15，观测样本差异较大（标准差为7.27）；参加基本医疗保险比例（*BIR*）均值为0.47；医院门诊人均费用（*OCC*）均值为116.73，观测样本差异较大（标准差为35.21）；卫生监督人员数（*NHS*）均值为2458.52，观测样本差异较大（标准差为1467.9）；公立医院门诊人次占比（*POP*）均值为0.87。

表5-3 解释变量和被解释变量统计性描述

变量	观测值	均值	标准差	最小值	最大值
AREA	372	—	—	1	31
YEAR	372	—	—	2007	2018

续表

变量	观测值	均值	标准差	最小值	最大值
SMS	372	4. 13	2. 14	1. 45	14. 41
GRM	372	0. 25	0. 19	-0. 10	1. 12
HBR	372	84. 15	7. 27	58. 1	100. 2
BIR	372	0. 47	0. 28	0. 07	1. 18
OCC	372	116. 73	35. 21	33. 73	293. 27
NHS	372	2458. 52	1467. 9	23	7780
GRGDP	372	0. 09	0. 05	-0. 23	0. 23
TDR	372	0. 36	0. 07	0. 19	0. 55
POP	372	0. 87	0. 07	0. 47	1

二、效率影响因素的实证结果

在处理面板数据时，为了确定究竟使用固定效应模型还是随机效应模型，对样本数据进行了豪斯曼检验，检验结果 *P* 值为 0. 117，如图 5-5 所示，因 *P* 值不为 0，故选择随机效应模型。

```
Test:  Ho:  difference in coefficients not systematic

                chi2(9) = (b-B)'[(V_b-V_B)^(-1)](b-B)
                        =        14.15
              Prob>chi2 =       0.1170
              (V_b-V_B is not positive definite)
```

图 5-5　豪斯曼检验

（一）回归结果

表 5-4 为模型回归结果，模型拟合效果较好，Wald 检验的卡方统计量为 11. 19，对应的 *P* 值小于 0. 001，说明解释变量对医疗服务产业全要素生产率存在显著影响。在随机效应面板 Tobit 模型中 ρ 值超过 0. 5，表明存在个体效应，LR 检验为 78. 78，对应的 *P* 值小于 0. 001，说明存在个体效应。最终，本研究采用随机效应面板 Tobit 回归模型对样本全要素生产率进行影响因素分析，因全要素生产率为相对值，故对其进行累乘处理，同时为了使因变量更

好地满足 Tobit 模型零截取数据的特点，本研究对其进行了转换（Greene，2012），转换方法为 $y_{it}=(\frac{maxy_{it}^{*}}{y_{it}^{*}}-1)$。

表 5-4 随机效应面板 Tobit 模型估计结果

影响因素	系数	标准误	95%置信区间		P 值
SMS（一阶差分）	−0.0226353	0.0082413	−0.0388471	−0.0064235	0.006***
GRM（一阶差分）	0.173277	0.0681355	0.0392453	0.3073087	0.011**
HBR	−0.0089711	0.0019547	−0.0128163	−0.0051259	0.000***
BIR（一阶差分）	0.1891273	0.0578289	0.0753701	0.3028846	0.001***
OCC（一阶差分）	−0.0003872	0.0004923	−0.0013556	0.0005812	0.432
NHS（一阶差分）	−0.0000265	0.00000829	−0.0000428	−0.0000102	0.002***
GRGDP（一阶差分）	−0.6856469	0.2660428	−1.208989	−0.1623047	0.01***
TDR（一阶差分）	−0.0901047	0.1955405	−0.4747594	0.2945499	0.645
POP（一阶差分）	0.8012122	0.1889027	0.4296151	1.172809	0.000***
常数项	0.458206	0.2051491	0.05465	0.861762	0.026**
Rho（ρ）	0.632				
Wald 检验	11.19（0.000***）				
LR 检验	78.48（0.000***）				
对数似然值	51.322				

注：* $p<0.10$，** $p<0.05$，*** $p<0.01$。

在影响医疗服务产业全要素生产率的内部因素上，分别代表医院在人力资源、资金投入和设备设施方面的医疗机构人员工资（*SMS*）、医疗卫生支出增速（*GRM*）和医院病床使用率（*HBR*）均满足显著性要求。

在影响医疗服务产业全要素生产率的个性外部因素上，分别代表医疗可及、安全方面的参加基本医疗保险比例（*BIR*）和卫生监督人员数（*NHS*）均满足显著性要求；在代表医疗负担方面的医院门诊人均费用（*OCC*）未显现显著性关联。

在影响医疗服务产业全要素生产率的共性外部因素上，分别代表经济和市场外部因素的人均地区生产总值增速（*GRGDP*）和公立医院门诊人次占比（*POP*）均满足显著性要求；代表社会的外部因素人口总抚养比（*TDR*）未显现显著性关联。

综上，假设 H1a、H2a、H3a、H4a、H5a 和 H6a 均得到实证结果的支持。

（二）稳健性检验

样本数据稳健性检验从以下三方面进行：一是将观测样本从 31 个，减少到 29，形成了模型 b；二是将因变量做变换，选用未进行一阶差分的数据，形成了模型 c。最终得到的结果同原模型 a 对比，见表 5-5。通过对两个模型的稳健性检验，相关解释变量未发生变化，说明原模型结果较为稳健。

表 5-5　样本数据变换回归稳健性检验

影响因素	模型 a	模型 b	模型 c
SMS（一阶差分）	0.006*** (−0.0226)	0.000*** (−0.0419)	0.035** (−0.0176)
GRM（一阶差分）	0.011** (0.1733)	0.067* (0.1283)	0.148 (0.0992)
HBR	0.000*** (−0.0089)	0.010*** (−0.0052)	0.000*** (−0.0136)
BIR（一阶差分）	0.001*** (0.1891)	0.000*** (0.2292)	0.001*** (0.1916)
OCC（一阶差分）	0.432 (−0.0004)	0.200 (0.0006)	0.627 (−0.0002)
NHS（一阶差分）	0.002*** (−0.0001)	0.004*** (−0.0001)	0.039** (−0.0001)
GRGDP（一阶差分）	0.010*** (−0.6856)	0.012** (−0.6334)	0.09* (−0.4566)
TDR（一阶差分）	0.645 (−0.0901)	0.745 (−0.0600)	0.296 (0.2068)
POP（一阶差分）	0.000*** (0.8012)	0.001*** (0.6423)	0.000*** 0.7314999
常数项	0.026** (0.4582)	0.327 (0.2009)	0.000*** 0.7640395
Rho（ρ）	0.632	0.716	0.649
Wald 检验	11.19（0.000***）	15.97（0.000***）	15.57（0.000***）

续表

影响因素	模型 a	模型 b	模型 c
LR 检验	78.78（0.000***）	64.73（0.000***）	90.45（0.000***）
对数似然值	51.322	74.254	52.878

注：* $p < 0.10$，** $p < 0.05$，*** $p < 0.01$。

（三）实证结论

第一，在影响医疗服务产业全要素生产率的内部因素中，分别代表医院在人力资源、资金投入和设备设施方面的医疗机构人员工资（*SMS*）、医疗卫生支出增速（*GRM*）和医院病床使用率（*HBR*）均满足显著性要求。其中，医疗机构人员工资的提高显著提升了医疗服务产业全要素生产率；医院病床使用率的提高显著提升了医疗服务产业全要素生产率；而医疗卫生支出增速显示出显著降低医疗服务产业全要素生产率，可能的原因是政府近年来的卫生支出相当一部分用于医疗设备的更新等方面，而医疗设备的更换或增加可能创造医疗需求，最终形成医疗供给诱导需求问题，反而降低了医疗服务产业全要素生产率。

第二，在影响医疗服务产业全要素生产率的个性外部因素上，分别代表医疗可及、安全方面的参加基本医疗保险比例（*BIR*）和卫生监督人员数（*NHS*）均满足显著性要求，基本保险的覆盖率显著降低了医疗服务产业全要素生产率，可能的原因，一方面是基本保险的覆盖率事实上增加了患者就医需求，但基本保险还未能对医院形成较为有效的质量（效率）约束，导致保险覆盖率事实降低了医疗服务产业全要素生产率；在代表医疗负担方面的医院门诊人均费用（*OCC*）未显现显著性关联。

第三，在影响医疗服务产业全要素生产率的共性外部因素上，分别代表经济和市场宏观因素的人均地区生产总值增速（*GDGDP*）和公立医院门诊人次占比（*POP*）均满足显著性要求，人均地区生产总值增速的提升可以显著提升医疗服务产业全要素生产率，代表市场竞争程度的公立医院门诊人次占比提升显著降低了医疗服务产业全要素生产率；代表社会的宏观因素人口总抚养比（*TDR*）未显现显著性关联。

第四，在影响医疗服务产业全要素生产率的共性外部因素上还包括政府规制，考虑到政府规制对效率影响的复杂性，下一部分主要进行医疗服务产业政府规制效果研究。

三、政府规制效果有效性验证

（一）政府经济性规制效果检验

如前文所述，通过加入不同政府经济性规制作为交互项，来验证政府规制在医疗服务产业全要素生产率影响因素中起到的调节作用。

模型 d 为药品价格规制效果验证，*RE*1 在 2009—2018 年设为 1，2007—2008 年设为 0。

模型 e 为医院准入规制效果验证，*RE*2 在 2017—2018 年设为 1，2007—2016 年设为 0。

模型 f 为医生流动规制效果验证，*RE*3 在 2016—2018 年设为 1，2007—2015 年设为 0。

模型 g 为医院管理规制效果验证，*RE*4 在 2017—2018 年设为 1，2007—2016 年设为 0。

如表 5-6 所示，*RE*1 为调节变量的模型 d，交互项正向显著，说明药品价格规制通过正向调节医疗卫生支出增速达到了提升医疗服务产业全要素生产率的目标；*RE*2 为调节变量的模型 e，交互项正向显著，说明医院准入规制通过正向调节公立医院门诊人次占比达到了提升医疗服务产业全要素生产率的目标；*RE*3 为调节变量的模型 f，交互项正向显著，说明医生流动规制通过正向调节医疗机构人员工资达到了提升医疗服务产业全要素生产率的目标；*RE*4 为调节变量的模型 g，交互项正向显著，说明医院管理规制通过正向调节医院病床使用率达到了提升医疗服务产业全要素生产率的目标。

表 5-6　政府经济性规制效果回归结果

影响因素	模型 a	模型 d	模型 e	模型 f	模型 g
GRM（一阶差分）	0.011** (0.1733)	0.005*** (0.1898)	0.001*** (0.2325)	0.000*** (0.2427)	0.001*** (0.2377)

续表

影响因素	模型 a	模型 d	模型 e	模型 f	模型 g
L. *GRM* * *RE*1	—	0.006*** (0.7266)	—	—	—
POP(一阶差分)	0.000*** (0.8012)	0.000*** (0.8044)	0.000*** (0.8341)	0.000*** (0.8405)	0.000*** (0.8531)
L. *POP* * *RE*2	—	—	0.001*** (0.1378)	—	—
SMS(一阶差分)	0.006*** (−0.0226)	0.001*** (−0.0285)	0.000*** (−0.0304)	0.000*** (−0.4634)	0.000*** (−0.0314)
L. *SMS* * *RE*3	—	—	—	0.000*** (0.0269)	—
HBR	0.000*** (−0.0089)	0.000*** (−0.0076)	0.001*** (−0.0698)	0.002*** (−0.0061)	0.001*** (−0.0071)
L. *HBR* * *RE*4	—	—	—	—	0.001*** (0.0015)
BIR(一阶差分)	0.001*** (0.1891)	0.008*** (0.1552)	0.014** (0.1445)	0.004*** (0.1663)	0.017*** (0.1411)
OCC(一阶差分)	0.432 (−0.0004)	0.429 (−0.0003)	0.325 (−0.0004)	0.159 (−0.0006)	0.334 (−0.0005)
NHS(一阶差分)	0.002*** (−0.0001)	0.004*** (−0.0001)	0.000*** (−0.0001)	0.000*** (−0.0001)	0.000*** (−0.0001)
GRGDP (一阶差分)	0.010*** (−0.6856)	0.001*** (−0.6625)	0.024** (−0.5974)	0.025** (−0.5893)	0.019** (−0.6188)
TDR (一阶差分)	0.645 (−0.0901)	0.167 (−0.2848)	0.069* (0.3895)	0.017** (−0.5239)	0.058* (−0.4084)
常数项	0.026** (0.4582)	0.033** (0.4337)	0.054* (0.3932)	0.034** (0.4281)	0.052* (0.3956)
LR 检验	78.78 (0.000***)	86.18 (0.000***)	88.82 (0.000***)	95.43 (0.000***)	95.43 (0.000***)
对数似然值	51.322	55.157	56.492	59.0801	59.0801

注：*t* statistics in parentheses; * $p < 0.10$, ** $p < 0.05$, *** $p < 0.01$。

综上，假设 H1b、H4b、H5b 和 H6b 均得到实证结果的支持。

（二）政府社会性规制效果检验

如前文所述，通过加入不同政府社会性规制作为交互项，来验证政府规制在医疗服务产业全要素生产率影响因素中起到的调节作用。

模型 h 为医疗公平性规制效果验证，*RE*5 在 2012—2018 年设为 1，2007—2012 年设为 0。

模型 i 为医疗安全性规制效果验证，*RE*6 在 2017—2018 年设为 1，2007—2016 年设为 0。

如表 5-7 所示，*RE*5 为调节变量的模型 h，交互项负向显著，说明医疗公平性规制通过正向调节参加基本医疗保险比例降低了医疗服务产业全要素生产率，此处需要注意的是医疗公平性规制通过医疗保险比例未能达到提高产业效率的目标；*RE*6 为调节变量的模型 i，交互项正向显著，说明医疗安全性规制通过正向调节卫生监督人员数达到了提升医疗服务产业全要素生产率的目标。

综上，假设 H2b 未得到实证结果的支持，H3b 得到实证结果的支持。

表 5-7　政府社会性规制效果回归结果

影响因素	模型 a	模型 h	模型 i
GRM（一阶差分）	0. 011** （0. 1733）	0. 057* （0. 1343）	0. 001*** （0. 2296）
POP（一阶差分）	0. 000*** （0. 8012）	0. 000*** （0. 8576）	0. 000*** （0. 8535）
SMS（一阶差分）	0. 006*** （-0. 0226）	0. 029** （-0. 0185）	0. 001*** （-0. 0281）
HBR	0. 000*** （-0. 0089）	0. 000*** （-0. 0097）	0. 000*** （-0. 0074）
BIR（一阶差分）	0. 001*** （0. 1891）	0. 000*** （0. 3535）	0. 042** （0. 1224）
L. *BIR* * *RE*5	—	0. 041** （-0. 1651）	—

续表

影响因素	模型 a	模型 h	模型 i
NHS(一阶差分)	0.002*** (−0.0001)	0.003*** (−0.0001)	0.000*** (−0.0001)
L. *NHS* * *RE*6	—	—	0.001*** (0.0001)
OCC(一阶差分)	0.432 (−0.0004)	0.300 (−0.0005)	0.433 (−0.0003)
GRGDP(一阶差分)	0.010*** (−0.6856)	0.004*** (−0.7719)	0.014** (−0.6451)
TDR(一阶差分)	0.645 (−0.0901)	0.823 (0.0458)	0.077* (0.3683)
常数项	0.026** (0.4582)	0.041** (0.4337)	0.037** (0.4216)
LR 检验	78.78(0.000***)	82.66(0.000***)	90.63(0.000***)
对数似然值	51.322	53.416	57.401

注：*t* statistics in parentheses；* $p < 0.10$, ** $p < 0.05$, *** $p < 0.01$。

(三) 实证结论

中国医疗服务产业中，药品价格规制、医院准入规制、医生流动规制和医院管理规制这四类政府经济性规制效果评价结果较好，政府社会性规制中医疗安全性规制效果评价结果较好，但医疗公平性规制与规制目标有所背离。

第一，在经济性政府规制方面，现阶段实行的药品价格规制通过正向调节医疗卫生支出增速达到了提升医疗服务产业全要素生产率的目标，说明新医改以来国家实施的公立医院药品分类采购、公立医院药品采购逐步实行“两票制”和规范诊疗行为等政策已达到相关规制目标。现阶段医院准入规制通过正向调节公立医院门诊人次占比达到了提升医疗服务产业全要素生产率的目标，说明新医改以来国家实施的促进社会办医政策效果显著，支持社会力量提供多层次多样化医疗服务和医疗联合体建设等政策已达到相关规制目标。现阶段实行的医生流动规制通过正向调节医疗机构人员工资达到了提升医疗服务产业全要素生产率的目标，说明新医改以来国家实施的医师多点执业、医师执业注册管理办法等政策已达到相关规制目标。现阶段实行的医院管理规制通过正向调节医院病床使用率达到了提升医疗服务产业全要素生产率的目标，说明新医改以来国家实施的现代医院管理制度已基本形成维护公益性、调动积极性、保障可持续的医院运行机制。

第二，在社会性政府规制方面，现阶段实行医疗安全性规制通过正向调节卫生监督人员数达到了提升医疗服务产业全要素生产率的目标，说明新医改以来国家实施的医疗机构医疗安全与风险管理制度，通过医疗卫生行业综合监管已基本实现医疗服务的基本保障。现阶段医疗公平性规制通过正向调节参加基本医疗保险比例降低了医疗服务产业全要素生产率，说明新医改以来公平性规制虽然基本实现了基本医疗保险的全覆盖目标，但由此可能引起小病大治，导致医疗服务产业全要素生产率的降低，间接说明现阶段医疗服务机构的绩效考核导向尚未跟随政府规制目标而转变。后续政府规制一方面要引导预防为主，推行健康文明的生活方式，营造绿色安全的健康环境，减少疾病发生；另一方面要调整优化健康服务体系，强化早诊断、早治疗、早康复，坚持保基本、强基层、建机制，更好满足人民群众健康需求。

本章小结

综上所述，本章可以得到如下结论：

第一，在影响医疗服务产业效率的因素中，医疗机构人员工资（*SMS*）和医院病床使用率（*HBR*）、卫生监督人员数（*NHS*）、人均地区生产总值增速（*GDGDP*）均显著正向影响；参加基本医疗保险比例（*BIR*）、医疗卫生支出增速（*GRM*）、公立医院门诊人次占比（*POP*）显著负向影响；医院门诊人均费用（*OCC*）、人口总抚养比（*TDR*）未显现显著性。

第二，政府经济性规制效果评价方面，药品价格规制通过正向调节医疗卫生支出增速达到了提升医疗服务产业效率的目标；医院准入规制通过正向调节公立医院门诊人次占比达到了提升医疗服务产业效率的目标；医生流动规制通过正向调节医疗机构人员工资达到了提升医疗服务产业效率的目标；

医院管理规制通过正向调节医院病床使用率达到了提升医疗服务产业效率的目标。

第三，政府社会性规制效果评价方面，医疗公平性规制通过正向调节参加基本医疗保险比例未能达到提高产业效率的目标；医疗安全性规制通过正向调节卫生监督人员数达到了提升医疗服务产业效率的目标。

本章采用了 31 个省（区、市）2007—2018 年的平衡面板数据，使用 Tobit 模型进行实证分析，根据豪斯曼检验结果选择所依据的报告模型，最后使用多种方法进行稳健性检验以确保结论的可靠性。实证研究影响医疗服务产业效率的影响因素以及政府规制的实施效果，可以为中国医疗服务产业政府规制的完善提供经验证据。

第六章

典型国家医疗服务产业发展经验借鉴

本章将从国际经验借鉴的角度，就典型国家政府与市场对医疗服务产业的影响进行比较分析，进而为中国医疗服务产业的深化改革提供借鉴。本章选取了德国、英国、美国三个典型国家，其中德国为全球实行强制医保模式的典型代表，英国为全民福利医疗模式的典型代表，美国为全球商业化医疗模式的提倡者，三个国家的医疗服务产业发展模式值得深入研究。

第一节　德国强制医保医疗模式

一、德国医疗体系特点和问题

（一）德国医疗体系现状

德国医疗服务产业作为全球实行强制医保模式的典型代表，在医疗保险覆盖率、医疗服务供给和医疗总体绩效等方面表现突出。一是在医疗保险覆盖率方面，德国国家法定健康保险基金（GKV）2019 年发布的数据显示，德国法定健康保险覆盖了近 90%（7300 万）人口，其中缴纳法定健康保险的人口比例为 73%，免除法定健康保险的家庭成员占 16. 2%。除此之外，参加完全私人保险的人口比例为 4. 4%，参加补充私人保险的人口比例为 4. 4%。德国以法定健康保险为主体，多种性质医疗保险为补充，基本实现了全民医保，总覆盖率达 99% 以上。二是在医院筹资和支付方面，《世界卫生报告》2019

年发布的数据显示，2016 年德国的卫生总费用支出占 GDP 的 11. 1%，人均约 4714 美元，资金来源主要包括法定医疗保险费、商业私人保险费、个人现金和政府补助，其中与法定医疗保险机构的结算占医疗业务收入的比例超过 70%。三是在医疗服务提供方面，德国联邦统计局和《世界卫生报告》数据显示，截至 2018 年底，德国共有 1927 家医院、49. 82 万张病床、1142 个预防和康复机构，其中由政府或公益性组织（如教会）承办的医院，其床位数占总数的 80% 以上，其余由民营企业经营。此外，德国每万名居民拥有的医生数为 42. 1 人，护士及助产人员为 132 人，牙医为 8. 6 人，每千名居民平均拥有 8 张病床，每十万名居民平均拥有 33. 9 张重症监护床。四是在总体绩效方面，根据权威医学杂志《柳叶刀》2018 年发布的《2016 年全球疾病、伤害和风险因素负担研究报告》测算的世界各国的医疗可及性和质量指数（Healthcare Access and Quality Index，以下简称 HAQ 指数），德国在全球 187 个国家中排名第 18 位，排名较为靠前，说明德国医疗质量和可及性整体较高。

（二）德国医疗体系特点

德国医疗体系最重要的特点是其社会保障制度。德国在 1883 年实施《疾病社会保险法》，这是一项强制疾病保险制度，同时又是世界上首个社会保障制度。此后，该制度通过不断完善，至今已成为社会医疗保险模式的典型代表。现阶段，德国医疗保险制度具有以下鲜明特点：

一是医疗保险体系健全，覆盖生命全周期。一方面，德国通过立法确定了法定保险为主的医疗保险格局，同时德国商业医疗保险作为法定保险的重要补充，提供了综合医疗保险、补充医疗保险和长期护理保险。2020 年，德国政府规定，当月收入低于每月 5212. 5 欧元的居民，必须参加法定医疗保险，同时德国鼓励商业医疗保险作为法定医疗保险的补充体系，当月收入高于最低限额的居民，可以自愿参加法定医疗保险或商业医疗保险，此外，德国的公务员、自由职业者不强制参加法定医疗保险，居民也可以在参加法定医疗保险的基础上参加补充医疗保险（刘权，2016）。另一方面，德国医疗保险基本做到生命周期全覆盖，在医疗保险使用上，患者可选择到任何一家医院看病，到任何一家药店取药，可以自由选择医师，并可在医师的指导下在一定范围内选择住院的医院，不论患者经济状况如何，都可以得到及时治疗，就诊时无须支付现金。

二是医疗保险体现公平，有效保障医疗质量。一方面，德国法律规定，疾病基金协会不得拒绝任何参保人以避免其可能的对于参保人的“风险选择”（刘芳等，2016）。医疗保险费缴纳标准仅与参保人的收入相关，不同缴纳标准的参保人均有享受同等医疗待遇的权利，同时参保人的家庭成员（如未成年子女）不必额外缴纳保险费就可享受同参保人相同的保险待遇。医疗保险通过共济互助和投一保多的机制，充分体现了医疗保险的公平性质。另一方面，医疗保险机构会同代表医院和医生的机构签订医疗服务价格、数量和质量等方面的保证合同。此外，德国通过借鉴美国和澳大利亚的 DRG 支付方式，结合本国特点积极探索符合本国国情的 G-DRG 支付方式，经过长时间的磨合和更新，德国 DGR 支付体系使医疗服务支付方式从“按项目付费”转变到“按病种付费”，这种通过综合分析患者情况划分诊断组打包治疗的方式，实现了医疗服务的规范化和医疗费用的可控性。

（三）德国医疗体系问题

20 世纪 70 年代中后期以来，德国医疗服务体系看病贵和就医难问题逐渐显现出来，一是看病贵，德国老龄化加剧导致医疗费用快速增加，有数据表明，2018 年德国 65 岁以上人口占总人口的比重已上升至 21.46%，而英国仅为 18.4%，法国为 20.03%；慢性疾病扩大使患病人口在总人口中的比例上升，医疗支出增加；医疗技术进步提高医疗成本。以上三方面因素共同导致德国医疗费用持续上涨，2018 年较 2006 年上涨了 57%，达到 3906 亿欧元，其占 GDP 的比重长期处于高位（11%左右）。此外，随着德国经济增长放缓导致养老保险财务难以为继。德国医疗保障体系，尤其是作为主干的法定疾病保障体系收支缺口日益扩大，2018 年底法定保险支付医疗费用占比 56.9%，法定长期照顾保险占比 10.1%，两项法定保险占比总和高达 67%，而私人保险占比仅为 8.5%。由于法定疾病保险是以现收现付方式筹资的，在过去 20 多年间，德国养老金制度经历了五次重要改革，以应对人口预期寿命延长和低出生率给法定养老保险所造成的财政压力，前三次改革内容都将降低缴费负担作为重要目标（宋晓梧，2017）。二是看病难，随着公众健康意识的增强、法定疾病保险保障的人群范围扩大以及缺乏费用约束机制共同导致医疗服务需求增加，进而导致就医困难。此外，虽然法定医疗保险支付了67%的医疗费用，但德国私人医疗保险具有较强的影响力，因购买私人医疗保险的基本上是高收入群体，同时私人医疗保险支付条件较为松弛，而法定医疗保险支付条件较为严格，导致医疗服务机构更愿意接待购买私人医疗保险的患者，医疗体系两极分化凸显，看病难渐成德国社会问题（曾理斌等，2014）。

二、德国医疗服务产业政府规制改革现状

针对医疗体系日益凸显的问题，德国政府不断优化医疗服务产业的政府规制试图解决，近些年来，关于医疗保险和医疗服务体系的改革法案开始落地实行，执行了较为严格和全面的医院准入规制、医药价格规制、医生流动性规制和医疗公平规制。在价格规制方面，德国2011年通过了《医药市场重组法》，该法案抑制了药品支出的增长，制药公司被迫根据新药的附加值来确定新药的价格，而不是根据市场上已有的疗法来确定。在质量规制方面，德国要求医疗保险基金发挥规范医疗服务质量的功能，此外，德国通过推行DRG支付制度，较好地实现了医疗质量测量、监视和管理，有学者研究发现自从引入诊断相关组（DRG）系统以来，通过对相关诊断、程序和人口统计学信息进行更深入的编码，还实现了基层医院的质量测量和管理，以及相关数据已成为医疗费用支付方（保险基金）对医疗服务机构进行长期绩效评估的重要工具（Busse et al.，2009）。在公平规制方面，德国对低收入和特殊困难的家庭进行医疗救助，此外，2012年德国实施了《长期护理重整法》，这一法案主要针对德国日益老龄化的情况，为了保证老年人长期护理的现实需要，完善了长期护理保险内容；2013年德国还实施了《病人权利法》，进一步强化了患者各类权益，保障医疗服务的公平供给。

三、小结

德国医疗服务产业作为社会医疗保险模式的典型代表，虽然现阶段依然存在看病难和看病贵的问题，但整体上已经走在世界前列，尤其是其医疗保险体系在提供公平有效的医疗服务上具有明显特色，这对解决中国现阶段医疗保险体系存在的问题具有较好的示范效应。在德国，政府规制的作用明显大于市场竞争的作用，德国构建了严格的准入规制和质量规制，通过推行

DRG 支付制度、诊所总额预付制度、医疗服务质量评价制度等规制，充分发挥医疗服务体系自律组织在质量和价格方面的监督功能，较好地约束了医疗机构可能出现的不良服务行为，保证了医疗服务的公平性和可及性。中国在应对就医难和就医贵的问题时，应积极探索医疗保险机构在控制、调节和约束医院和医生在医疗服务价格、数量和质量等方面行为的机制建设。

第二节　英国全民福利医疗模式

一、英国医疗体系特点和问题

（一）英国医疗体系现状

英国医疗服务产业的全民福利医疗模式是全球医疗服务产业的典型代表，尤其是在医疗保险覆盖率、医疗服务供给和医疗总体绩效等方面表现突出。一是在医疗保险覆盖率方面，其依靠政府税收为筹资路径的英国国家医疗服务体系（以下简称 NHS）实现了全民覆盖。英国的医疗保障体系还包括社会医疗救助、商业健康保险，基本实现了全民医保。二是在医院筹资和支付方面，英国统计局发布的 2018 年数据显示，2018 年英国的卫生总费用支出占 GDP 的比例为 10.0%，人均约 3227 英镑，而 2017 年和 1997 年分别为 9.8% 和 6.9%。1997 年至 2018 年，经通胀因素调整的医疗支出总额实际增长了一倍多。2018 年，医疗支出较上年增长了 3.2%，是 2009 年以来的最大涨幅，其中政府资助的医疗支出为 1667 亿英镑，占总医疗总支出的 78%；政府资助的医疗保健支出较上年增长了 2.0%；非政府医疗保健融资较上年增长了 7.6%，主要是受自付支出增长的推动。三是在医疗服务提供方面，英国统计局和《世界卫生报告》数据显示，截至 2018 年，英国每万名居民拥有的医生数为 28.1 人，护士及助产人员为 82.9 人，牙医 5.3 人，每千名居民平均拥有 2.54 张病床。四是在总体绩效方面，根据权威医学杂志《柳叶刀》2018 年发布的《2016 年全球疾病、伤害和风险因素负担研究报告》测算的世界各国的

HAQ 指数，英国在全球 187 个国家中排名第 23 位，排名较为靠前，说明英国医疗质量和可及性整体较高。

（二）英国医疗体系特点

英国医疗服务体系最重要的特点是其医疗保险体制和医疗分级诊疗体制。英国的医疗保险体制是以政府税收为主要来源的全民福利模式，实现了较好的公平性。英国通过构建初级卫生保健、二级医疗服务、三级医疗服务的医疗分级诊疗体制并强制患者分级诊疗，实现了较高的服务效率。现阶段，英国医疗保险制度具有以下鲜明特点：

1. 医疗保险体制特点

英国医疗保险体系体现了较好的公益性和公平性。一方面，是医疗保险体系的公益性，NHS 是根据 1946 年颁布的《国民健康服务法》建立的，是以国家税收作为主要资金来源的国民健康服务体系（白爽，2019）；另一方面，是医疗保险体系的公平性，无论是劳动者还是非劳动者，无论个人支付能力的大小，不分国籍、经济地位以及种族等区别，都可以得到免费的全方位医疗服务（熊光清，2020）。

2. 医疗分级诊疗体制特点

英国医疗分级诊疗体制体现了较好的服务效率。一方面，英国构建的分级诊疗体系使国民大部分健康问题在初级卫生保健机构就得以识别、分流和解决，提高了医疗资源的有效配置。有学者研究发现，英国卫生服务系统中社区主要负责患者的日常看护、临终关怀等，诊所和医院等主要负责患者的初级医疗服务和其他医疗服务，患者需要在一家诊所注册享受初级医疗服务，经全科医生判定有转诊必要再转至相应机构享受其他医疗服务，社区、诊所和医院各司其职，有利于提高工作效率（鲁雯馨等，2014）。另一方面，英国通过强制分级诊疗流程赋予初级卫生保健服务人员更大权力，实现医疗服务体系有效运转。有学者研究发现，购买方包括“英国 NHS”（NHS England）及其下属的由全科医生组成的诊所委员会（Clinical Commissioning Groups，CCGs），负责 NHS 日常运行，向医疗机构购买初级医疗服务，CCGs 下的全科医生也逐渐替代管理医疗卫生拨款的初级医疗机构为患者安排就诊，降低

NHS 的管理成本，确保医疗服务效率、质量和居民健康的目标的实现，因此英国全科医师扮演医疗服务体系守门人的角色（甘银艳，2016）。

（三）英国医疗体系问题

NHS 成立后，其为改善英国国民健康起到了积极作用，但随着社会和经济的不断发展，英国医疗服务体系看病难和看病贵问题逐渐显现出来：一是看病难，由于英国医疗系统实行计划管理模式，造成医疗服务体系效率不高、创新活力受限和激励机制不足，医患双方存在供需矛盾，导致看病难的问题出现。二是看病贵，虽然老龄化、经济放缓、慢性病多发等因素会导致医疗费用的增加，但是英国还出现难以对政府保险机构进行运营管理效果考核的问题，致使政府部门和医疗机构缺乏降低医疗费用的积极性，这也是导致医疗费用膨胀的重要因素（阎建军，2013），这些都给英国政府财政造成了巨大的压力。

二、英国医疗服务产业政府规制改革现状

为了解决医疗保障服务中的问题，英国政府同医疗机构签订了一定要求下的医疗服务的价格和质量购买合同，通过引入内部市场，实现政府购买医疗服务，医疗服务机构为了获得合同，不得不在提高自身医疗服务质量的同时降低医疗服务费用，医疗服务机构间的竞争和激励机制得以建立。上述内部市场机制虽然一定程度提高了医疗服务机构的效率，但医疗费用问题并没有得到缓解，尤其是社会老龄化加快后，医疗服务需求增加，医药科技的进步使医疗药品和检查费用普遍增长，共同导致医疗支出快速增长。

针对上述问题，英国政府进一步明确病人权利和完善评价指标，鼓励社会办医，并成立医疗服务质量监督机构，其中，较为重要的是英国完善了医院绩效考核制度。该制度始于 20 世纪 80 年代，早期的绩效考核侧重于医疗服务数量和行政管理内容。2001 年 9 月，为了改善日益凸显的就医难问题，英国卫生部开始实施《医院星级评审制度》，其中包含了医疗服务质量、医疗服务安全和医疗服务满意度等方面内容。2008 年 6 月，英国卫生部和 NHS 共同完善了医院绩效评价制度，开始实施《发展国民医疗服务体系绩效评价制度》，该制度升级为系统的评价体系，在评价内容上不仅涉及财务评价，还实

施了较为全面和客观的质量评价，其中包含了医疗安全性、医疗有效性、医疗可及性和医疗管理情况等内容。医疗服务机构的绩效评价结果成为医疗服务监管机构的执法依据，对于评价较差的医疗服务机构采取一定措施促进其改善运营情况，相关评价结果还通过媒体进行披露，公众也可以了解对各个医疗服务机构的评价情况，降低了医疗服务机构信息不对称性。除了对医疗服务机构进行绩效考核外，还从资源利用效率和政府服务评价等方面对地方政府进行绩效评价，对于评价较差的医疗服务规制机构本身采取一定措施完善其政府规制内容。

此外，英国还通过建立卫生服务信息系统和临床医疗技术评估制度，提高了医疗服务的管理效率；通过完善医疗服务守门人制度，提高了医疗服务的质量和资源配置效率；通过完善药品和医疗器械的准入制度，保障新产品和新技术及时提供给患者使用，如 2021 年正在推进的《药品和医疗器械法案》；通过完善医疗服务人员准入和流动规制，保障各类医护人员的进入标准、数量和流动权利，如 2018 年英国卫生服务部门出版的《卫生保健人力战略咨询草案》；通过完善医疗器械安全规制，保障相关产品的安全性能，如 2021 年英国药品和医疗保健产品监管局（MHRA）执行的《医疗器械法规与安全指南》。

三、小结

英国医疗服务产业作为全民福利医疗模式的突出代表，虽然现阶段依然存在看病难和看病贵的问题，但整体上已经走在世界前列，尤其医疗保险体系具备较好的公平性与公益性，以及医疗分级诊疗体制具备较好的服务效率，这对解决中国现阶段医疗保险体系和分级诊疗制度存在的问题具有较好的示范效应。在英国，政府规制的作用明显大于市场竞争的作用，现阶段，其强调政府职能的转变，放松政府对医疗服务产业的直接规制，一是利用政府采购的方式引入内部市场机制，在一定程度上提高了医疗服务产业的效率；二是通过全面医疗费用控制制度，在一定程度上缓解了医疗费用过高和政府负担过重的问题；三是通过全面的绩效评价机制，提升了医疗服务的信息披露水平，可以作为监管部门的管理依据实施监督管理，也为患者在选择就医条件时提供了重要参考依据；四是通过政府规制机构的改革，改善了政府规制的实施效果。尽管英国在转诊看病等待时间和医疗事故频发等方面还存在诸多问题，但其将政府规制与市场机制结合在一起，产生了较为积极的效果。中国在应对看病难和看病贵的问题时，应积极探索宏观层面侧重医疗服务的公平性和可及性，微观层面引入内部市场竞争机制，协调好政府和市场在之间的关系。

第三节　美国商业化医疗模式

一、美国医疗体系特点和问题

（一）美国医疗体系现状

美国医疗服务产业是商业化医疗模式的典型代表，在医疗服务供给和医疗总体绩效等方面表现突出。一是在医院筹资和支付方面，《世界卫生报告》2019 年发布的数据显示，2016 年美国的卫生总费用支出占 GDP 的 17.1%，排名第二。二是在医疗服务供给方面，《世界卫生报告》数据显示，截至 2018 年，美国每万名居民拥有的医生数为 25.9 人，护士及助产人员为 55.9 人，牙医 5.6 人，每千名居民平均拥有 2.9 张病床。三是在总体绩效方面，根据权威医学杂志《柳叶刀》2018 年发布的《2016 年全球疾病、伤害和风险因素负担研究报告》测算的世界各国 HAQ 指数，美国在全球 187 个国家中排名第 29 位，排名较为靠前，说明美国医疗质量和可及性整体较高。四是美国是唯一没有全民医保的发达国家。根据美国人口普查局最新数据显示，2018 年有近 2800 万“非老年”的美国人没有医疗保险，占总人口的近 9%。

（二）美国医疗体系特点

美国医疗服务体系最重要的特点是其以商业保险为主的医疗保险体制和较为全面的质量管理体系。

在医疗保险体制方面，美国建立了以商业保险为主，社会医疗保险为辅的医疗保险体系。前者是指由私人或社会组织举办的非营利性和营利性商业医疗保险，后者是指由政府承办的老人、失能者、贫困、失业和伤残者的社会医疗保障计划，贫困、失业和伤残者的医疗资助计划。美国商业医疗保险受政府干预较少，充分发挥自由市场经济发展规律，形成了高度市场化特征。2018 年美国 3.5 亿人口中，有 2.31 亿人购买了商业医疗保险，占美国总人口的 66%，并且政府医疗保险计划中的一些工作也是由私营医疗保险公司配合执行①。高度市场化的商业保险使美国医疗服务费用高昂，导致美国整体的医疗支出巨大。

在医疗质量管理体系方面，美国建立了由地方性的同行评议组织、医疗质量评价机构和所建立的质量监督数据库等组成的医疗服务质量管理体系，这些医疗服务质量信息可以为政府部门、医疗机构、保险公司和就诊人群对医院进行评价提供参考，提高了医疗服务机构的信息披露水平，促进了医疗服务质量的提高。

（三）美国医疗体系问题

在医疗费用快速增长方面，美国政治、经济和社会等制度不同导致医疗费用上涨。美国国民的医疗卫生整体消费水平很高，卫生费用给美国政府和人民产生的经济压力均较大（李蕾等，2017）。一是老龄化导致的医疗费用增长。二是美国作为全球科研中心，在医疗、医药、医疗器械设备生产的研发上不断升级换代，这直接导致了医疗费用的上涨。三是医疗服务产业的供给过度和需求诱导过大，医生人数相对过剩，造成诱导需求大增。四是医疗保险覆盖不足，2017 年美国曾准备推行医保法案，提高国民整体的医疗保险覆盖率，但该法案随后即被废止，时至今日，美国医疗保险覆盖从全球来看都处于较低水平，大量国民的健康未能得到保障。

二、美国医疗服务产业政府规制改革现状

针对美国医疗服务产业面临的系列问题，美国正在逐步完善准入规制、

① 数据来源：中国产业信息网发布的《2018 年全球医疗保险发展现状、特点及中国医疗保险发展现状、发展趋势分析》。

价格规制、质量规制及安全规制等政府规制。首先，完善医疗服务价格的规制。美国为控制医疗费用的上涨，采用健康管理组织（Health Maintenance Organization，HMO）模式，实施了按病种定额预付（DRG）制度，有学者通过对比美国、英国和德国的 DRG 制度，认为 DRG 是在特定医疗保健政策目标背景下可实施的灵活工具，均不同程度实现了较好的抑制医疗费用和控制医疗质量的作用（Cacace et al.，2009）。其次，建立全面的医疗质量规制。通过建立医疗干预效果评价制度，进行比较效益研究。比较效益研究是指利用各种数据资源和方法对不同医疗干预策略（包括药物治疗、医疗程序、医疗设备和技术、检查手段、医生行为等）进行效益评估比较并将结果公布出来，为医生、病人和其他决策者提供充足的证据信息，促使医生为病人做出最优决策，挤掉医疗系统服务过程中的水分，使其成本效益得到优化（李晓婷，2010）。美国通过比较效益研究来改变传统重治疗轻预防的医疗服务模式。美国还建立和完善了医疗质量评价机构和质量监督数据库，便于公众监督，促进医疗服务机构不断提升质量。

为了改善美国医疗保险覆盖率过低的问题，2010 年 3 月 23 日，美国政府曾推出过《平价医疗法案》（Patient Protection and Affordable Care Act，PPACA），PPACA 通过联邦医疗补助的扩张，大幅减少无医疗保险覆盖的人数和占比；通过征收所得税附加费的方式调节再分配水平，试图进行医疗保险补贴；建立医疗保险市场，亦称医疗保险交易所，可以提高保险市场的透明度，禁止保险公司为基本医疗福利设定年度支出上限；儿童医疗保险计划旨在登记注册流程的简化，子女受其父母保险计划覆盖至 26 岁；雇主强制条款与该企业税收直接挂钩，但未提供医疗保险给全职员工的，会被征收额外税款；鼓励医生和医院使用电子病历并采取措施减少感染。时隔几年，美国政府又因 PPACA 的运行成本及未来可能发生的沉没成本过高废除了这一法案。时至今日，美国新一届政府正在推进新修订的《患者保护和负担得起的医疗法案》，为合格的医疗计划建立充分标准，并修改《公共卫生服务法》，为消费者提供保护，以防止保险费率过度，不合理或不公平的歧视性增加。

三、小结

美国医疗服务产业作为商业化医疗模式的典型代表，虽然现阶段依然存在看病贵及医疗服务可行性和公平性较差的问题，但整体上已经走在世界前列，尤其医疗质量管理体系建设经验，为完善中国现阶段医疗服务质量规制和安全规制具有良好的示范效应。在美国，市场竞争的作用明显大于政府规制的作用，现阶段，其强调政府职能的转变，在部分领域政府加强了医疗服务产业的直接规制，一是政府通过按病种定额预付制（DRG）制度，在一定程度上抑制了医疗费用的上涨；二是通过限额以上医疗设备审批制度，在一定程度上缓解了供给诱导需求的问题；三是通过行业内外质量和安全管理组织制定的相关标准，提高了医疗服务的质量和安全；四是正在寻求相关法案降低医疗负担，增加医疗服务可及性。中国在应对看病难和看病贵的问题时，应积极探索行业内外质量和安全管理组织建设以及相关标准的制定、认证和披露，还应积极探索在中国医疗服务机构/集团实行 HMO 模式的可能方案。

本章小结

本章通过对德国强制医保模式、英国全民福利医疗模式、美国商业化医疗模式的梳理发现，三个国家的医疗服务产业发展均受政府规制影响，均通过不断平衡政府规制与市场机制的方式来解决各国医疗服务产业发展难题。各个国家受经济、社会和政治等方面差异的影响，其政府规制方式、强度和内容有所差别，但他们的发展经验和教训对于应对中国医疗服务产业发展中出现的问题具有借鉴意义。现阶段，中国医疗服务产业存在提高的空间，政府规制应引导该产业区域间均衡发展，注重医疗机构的医疗质量、病人负担和就医安全等方面的全面发展，防止医疗设备可能带来的供给诱导需求现象。通过探索医疗保险机构促进该产业新发展的功能机制、健全医疗服务机构内部市场竞争机制和完善医疗服务质量和安全管理体系等激励性政府规制，可以进一步提高中国医疗服务产业效率。

第七章

结论与展望

医疗服务产业是人民健康、社会进步、经济发展的基础性条件，均衡和全面地提高该产业效率已成为发展趋势。准确把握好人民医疗服务需求和供给的矛盾，处理好市场和政府之间的关系，是医疗服务产业转型升级的关键所在。中国的医疗服务产业是在医疗体制不断深化改革过程中发展的，具有多种属性特征，其健康发展离不开政府的引导和支持。本书以医疗服务产业为研究对象，研究政府规制的有效性问题，遵循“规制需求—规制演化—规制评价”的逻辑，深入研究政府对医疗服务产业进行规制的必要性和有效性，结合当前中国医疗服务产业政府规制目标进行产业效率综合评价，验证该产业效率的影响因素，并判断现行政府规制是否有效，结合三个典型国家医疗服务产业政府规制的经验与教训，可以对中国该产业政府规制的优化提出建设性建议。通过上述研究，本书获得了一些有价值的研究发现，丰富和深化了医疗服务产业政府规制的研究。本章将对全文的主要研究结论进行总结，并提出建设性的政策建议。

一、主要结论

（一）医疗服务产业政府规制定义需要统一认定

不同国家在不同时期和不同体制下对医疗服务产业未能统一定义，本书基于中国医疗服务体系的特点，认为医疗服务产业是以医疗机构为生产场所，以医疗软硬件技术为基础，以医疗人员为支撑，提供满足患者（消费者）需求并由患者（消费者）和社会医疗保险共同承担的医疗服务和产品，如公立医院、民营医院和外资医院。相关机构的集合构成了医疗服务产业，兼具私人物品和公共物品属性。政府规制已有较为成熟的定义，医疗服务产业的政府规制就是政府部门通过对医疗服务产业的产品定价、产业进入与退出、投资决策、产品质量与安全等行为进行的监督与管理行为。

（二）中国医疗服务产业仍需坚持实施政府规制

医疗服务产业主要的产出是医疗服务，除了具有一般服务业的共性特征以外，还具有其自身的特殊性：一是医疗服务具有供给专业性、需求强制性和结果不可逆转性的产业特征，同时医疗服务产品的公共属性、医疗服务主体的经济属性和医疗服务功能的社会属性，仅靠市场机制并不能保证医疗服务的效率和患者的权益。二是医疗服务产业的经营主体具有内在逐利特性，该产业实施政府规制是必要的，但政府规制存在失效的可能，这就需要对该产业社会效益和经济效益进行全面、准确和动态测评，相关结果可以成为优化政府规制的有力抓手。三是该产业存在有限规模经济特征，需要对其规模效率进行动态测评，其结果既有利于该产业自身判断战略发展方向，也有利于政府规制及时调整规制重心。基于该产业的特殊性，政府规制对该产业进行有效引导和约束具有理论依据。

通过回顾中国医疗服务需求和供给的发展轨迹，可以看到在满足医疗服务需求和调整医疗服务供给方面，政府规制发挥了重要作用，在政府规制调整和实施过程中，必然伴随新的问题出现。新医改实施十余年来，中国医疗服务产业出现区域医疗水平失衡、医疗服务信用传导机制尚待完善、优质高效安全的医疗服务供给还存在短板等问题。因此，有必要对新医改以来实施的若干政府规制进行效果评价。基于该产业现实问题，政府规制对该产业进行有效引导和约束具有现实依据。

（三）中国医疗服务产业政府规制体系仍需完善

通过对中国不同阶段医疗服务产业政府规制的历史背景、原因和典型举措梳理，有四点发现：一是政府规制根据政治、经济和社会变化动态更迭规制目标。二是现阶段改革目标是要坚持公立医院公益性的基本定位，将公平可及、群众受益作为改革出发点和立足点，落实政府办医责任，破除公立医院逐利机制，构建布局合理、分工协作的医疗服务体系和分级诊疗就医格局。

三是现阶段中国从宏观、中观和微观角度，分别做出了顶层设计和具体规制，初步形成了较为完善的政府规制体系，在准入规制、价格规制、质量规制、公平规制、安全规制及医院内部管理规制方面实施了较为全面的规制内容，当前政府规制的经济性目标是降低医疗服务价格和提高医疗服务质量，社会性目标是提高医疗服务可及性和医疗服务安全性。四是中国医疗服务产业虽然初步形成了较为全面的政府规制体系，但政府规制效果评价体系有待完善，需要结合中国医疗服务产业特征和政府规制目标进行产业效率测评，以此为基础对政府规制实施效果进行全面、动态的评价，从而为优化该产业政府规制提供依据。

（四）中国医疗服务产业效率需均衡发展和提高

通过对中国医疗服务产业整体和区域的效率测算，得到三个结论：一是中国医疗服务产业效率受环境因素和随机扰动影响较为明显。二是中国医疗服务产业全要素生产率加入非期望产出会引起效率的变化，在仅考虑医疗产出数量指标时全要素生产率是增加的，在考虑了医疗质量、病人负担和就医安全等非期望产出时全要素生产率是下降的。此外，该产业全要素生产率受技术进步指数影响较大，可能的原因是医疗设备增加了患者治疗和检查的程序和项目，形成供给诱导需求现象，从而降低了该产业的全要素生产率。三是 2005—2018 年中国七大区域医疗服务产业全要素生产率指数呈现下降趋势，但自新一轮医疗改革以来，中国该产业已在医疗质量、病人负担和就医安全等产出上做出了努力，如全国有 15 个省份全要素生产率得以提高，随着中国政府和市场对该产业供给要求的不断深入，将促使越来越多的区域注重经济效益和社会效益的同步提升。

（五）中国医疗服务产业政府规制效果有待优化

通过分析中国医疗服务产业效率的影响因素以及政府规制的实施效果，得到三个结论：一是在影响医疗服务产业效率的因素上，医疗机构人员工资（*SMS*）、医院病床使用率（*HBR*）、卫生监督人员数（*NHS*）、人均地区生产总值增速（*GDGDP*）均显著正向影响；参加基本医疗保险比例（*BIR*）、医疗卫生支出增速（*GRM*）、公立医院门诊人次占比（*POP*）显著负向影响；医院门诊人均费用（*OCC*）、人口总抚养比（*TDR*）未显现显著性。二是政府经济性规制效果评价方面，药品价格规制通过正向调节医疗卫生支出增速达到了提升医疗服务产业效率的目标；医院准入规制通过正向调节公立医院门诊人次占比达到了提升医疗服务产业效率的目标；医生流动规制通过正向调节医疗机构人员工资达到了提升医疗服务产业效率的目标；医院管理规制通过正向调节医院病床使用率达到了提升医疗服务产业效率的目标。三是政府社会性规制效果评价方面，医疗公平性规制通过医疗保险比例未能达到提高产业效率的目标；医疗安全性规制通过正向调节卫生监督人员数达到了提升医疗服务产业效率的目标。

（六）典型国家医疗服务产业政府规制可以借鉴

通过对德国强制医保模式、英国全民福利医疗模式、美国商业化医疗模式的梳理发现，三个国家的医疗服务产业发展均受政府规制影响，均通过不断平衡政府规制与市场机制的方式来解决各国医疗服务产业发展难题。各个国家受经济、社会和政治等方面的影响，其政府规制方式、强度和内容有所差别，但他们的发展经验和教训对应对中国医疗服务产业发展中出现的问题具有借鉴意义。应结合中国的基本国情，进一步完善政府规制方式、强度和内容。现阶段，中国医疗服务产业还存在提升的空间，政府规制应引导该产业区域间均衡发展，促进医疗机构在提高医疗质量、减少病人负担和保障就医安全等方面的全面发展，防止盲目采购高值医疗设备可能带来的供给诱导需求现象。通过探索医疗保险机构促进该产业新发展的功能机制、健全医疗服务机构内部市场竞争机制和完善医疗服务质量和安全管理体系等激励性政府规制，可以进一步提高中国医疗服务产业效率。

二、政策建议

（一）优化医疗服务产业规制体制

随着中国新一轮医改的不断推进，医疗服务产业的医政分离已初步完成，这种去行政化的过程，是为了避免政府过度直接干预医疗服务产业，但医疗服务产业具有特殊属性，政府还需要深化改革，寻求引导和规范医疗服务产业的有效途径。结合中国政府规制现状和国际发展趋势，中国政府规制需要引导医疗服务绩效考核目标从传统指标体系向更全面的指标体系转变，既要保证医疗价格、医疗质量等，又要保障医疗可及性和安全性等，这就需要更为系统独立的规制机构进行更为有效的规范和监督，而准确区分医疗服务产业的边界和内涵以及明确该产业市场与政府的关系是政府规制有效实施的重要前提。

1. 应明确中国医疗服务产业边界与内涵

医疗服务产业长期处于“混沌”之中，公立与私立、营利与非营利、医疗卫生事业与医疗服务产业等医疗服务产业概念常常交叉使用，进而导致政府规制主体不清。基于此，建议将医疗服务产业进行广义和狭义的清晰界定，将狭义医疗服务产业边界同医疗健康产业清晰划分，并明确其属性。根据本书界定，狭义医疗服务产业是指以医疗机构为生产场所，以医疗软硬件技术为基础，以医疗人员为支撑，提供满足患者（消费者）需求并由患者（消费者）和社会医疗保险共同承担费用的医疗服务和产品，医疗机构包括公立医院、民营医院和外资医院等。只有将医疗服务产业边界与内涵界定清楚，政府规制目标才能准确设定。

2. 应明确中国医疗服务产业发展中政府与市场的角色定位

一是医疗服务主体的经济属性，医疗服务领域中人民日益增长的美好生活需要和不平衡不充分的发展之间的矛盾，需要政府尊重市场经济规律，发挥市场机制作用，有效促进政府办医健康发展，积极引导社会办医的有序发展。二是医疗服务功能的社会属性，人民身体健康是国家稳定发展的基础条件，为人民提供可负担、安全可靠、公平可及的医疗服务是国家健康的核心标准，这就需要政府发挥积极调控、有效监督的重要作用。本书认为政府应该成为医疗服务产业的监督者和调控者。

3. 应建立统一独立的政府规制机构

中国医疗服务产业政府规制机构相对分散，为了保证规制目标有效实现，需要建立一个专业、独立和统一的规制机构，将国家各部委办局的医疗服务产业管理职能集中到该规制机构内，使其能够系统地制定、执行和监督规制，从而保证规制效果。可借鉴中国保监会和银监会的模式，考虑到包括医院、医药、医保、保健、养老、大健康等在内的领域中与医疗相关的内容统一到医疗健康监督管理委员会的模式下实施政府治理。此外，为了防止规制机构有可能被利益集团所俘获，还应注重建设政府规制机构的管理规制，通过立法约束规制机构的行为规范，使其能够科学决策、公正执行和公开透明。

（二）健全医疗服务产业规制体系

通过对国外医疗服务产业演进的经验总结，结合国内产业发展的现实考虑，建议中国医疗服务产业政府规制体系在以下三方面进行优化：

1. 建立全面反映规制目标的产业绩效评价体系

针对中国医疗服务产业效率测评指标体系还不完善的情况，建议结合该产业现实情况、产业技术经济属性以及规制目标，建立全面反映规制目标的产业绩效评价体系。一是完善该产业绩效评价指标体系，如本书提出的投入产出指标体系不仅要包括医疗产出数量指标，还要考虑医疗质量、病人负担和就医安全等非期望产出指标，同时积极探索更多代表性指标的可行性；二是建立整体或区域产业绩效定期评价机制，通过定期评价该产业的绩效，可以及时掌握影响产业绩效的因素，为该产业整体效率提高和区域效益均衡指明努力方向，促使该产业经济效益和社会效益的同步提升；三是规范相关医疗服务数据的登记和披露机制，医疗服务信息的恰当获得有利于减少信息不对称产生的问题，以及降低逆向选择和道德风险的程度，在分级诊疗制度的配合下，还有利于该产业信任传导机制的建立，同时该产业的可靠的绩效评价也依赖相关信息的准确登记和全面反映。

2. 积极探索医疗服务产业激励性政府规制建设

现阶段，中国医疗服务产业还存在提高和完善的空间，建议政府规制应引导该产业区域间均衡发展，注重医疗机构的医疗质量、病人负担和就医安全等全面发展，防止医疗设备可能带来的供给诱导需求现象。在掌握医疗服务产业现状和政府规制的现状基础上，结合国外典型国家该产业政府规制的有益政策，通过探索医疗保险机构促进该产业新发展的功能机制、健全医疗服务机构内部市场竞争机制和完善医疗服务质量和安全管理体系等激励性政府规制，进一步提高中国医疗服务产业效率。一是在探索医疗保险机构促进该产业新发展的功能机制方面，应积极完善该产业质量规制、价格规制和公平规制等政府规制的建设，可以通过全面推行 DRG 支付方式制度、强制分级诊疗制度和医疗服务信任机制等制度的建设，实现医疗保险机构在控制、调节和约束医院和医生在医疗服务价格、数量和质量等方面行为的新功能。二是在健全医疗服务机构内部市场竞争机制方面，应积极完善质量规制、准入规制和管理规制等政府规制的建设，通过利用政府采购的方式引入内部市场机制和限额以上医疗设备审批制度等制度，实现医疗服务产业的效率提高，缓解供给诱导需求问题。三是在完善医疗服务质量和安全管理体系方面，应积极完善质量规制、安全规制和价格规制等政府规制的建设，通过建立行业内外质量和安全管理组织，探索相关标准的制定、认证和披露，实现医疗服务体系的自律组织在质量、安全和价格等方面的有效监督功能。

3. 定期测评医疗服务产业政府规制的实施效果

为了实现政府规制的动态效果评测，建议建立政府规制的实施效果定期测评机制。正如本书研究结论中，社会性规制效果有待提高的结论，通过政府规制效果评价可以掌握医疗公平性规制通过医疗保险比例未能达到提高产业效率的目标，因此该产业规制机构即可根据规制效果，为中国医疗服务产业政府规制的优化提供经验证据，进而可以提出针对性解决措施。因此，建议中国政府应借鉴现有研究范式，完善中国医疗服务产业中系统验证政府规制在产业效率层面效果的机制，通过政府规制效果动态测评，不断完善该产业政府规制的内容、结构和强度。

参考文献

［1］白爽. 1948 年英国医院国有化改革的影响及启示［J］. 历史教学（下半月刊），2019，138（12）：42-46.

［2］北京医学会儿科学分会. 北京市医疗机构儿科医疗资源现状调查［J］. 北京医学，2016，11：1185-1190.

［3］蔡立辉. 医疗卫生服务的整合机制研究［J］. 中山大学学报（社会科学版），2010，50（1）：119-130.

［4］曹永栋，陆跃祥. 西方激励性规制理论研究综述［J］. 中国流通经济，2010，24（1）：33-36.

［5］曾广录，李映辉. 论公共产品供给中政府规制的价值逻辑［J］. 求索，2013（1）：189-191，64.

［6］曾理斌，倪少凯. "双轨"运营模式下的德国全民医保发展经验与启示［J］. 中国卫生经济，2014，33（6）：92-96.

［7］陈巍巍，张雷，马铁虎，等. 关于三阶段 DEA 模型的几点研究［J］. 系统工程，2014，32（9）：144-149.

［8］陈永正，李珊珊，黄滢. 中国医改的几个理论问题［J］. 财经科学，2018（1）：76-88.

［9］成岚，孙纽云，王莉，等. 英美加澳和中国台湾地区医疗风险管理方法与评估工具的比较研究［J］. 中国循证医学杂志，2011，11（11）：1240-1246.

［10］迟垚，吴群红，宁宁，等. 基于模糊综合评判法的医院费用规制效果综合评价［J］. 中国医院管理，2013，33（7）：16-18.

［11］崔小花，孙纽云，李幼平，等. 美英加澳和中国台湾地区医疗不良事件上

报系统管理模式的比较研究［J］. 中国循证医学杂志，2011，11（3）：237-246.

［12］戴悦，孙虹，周丽. 医疗服务供给的公私合作伙伴关系模式探讨［J］. 中南大学学报（医学版），2015，40（2）：214-221.

［13］邓国营，窦晨彬，龚勤林. 医疗机构性质、医疗费用与服务质量［J］. 经济评论，2013（1）：120-129.

［14］丁宁，张玉，许栋，等. 基于疫情暴发地定点医院视角的新型冠状病毒肺炎防治实践与思考［J］. 中国医院管理，2020，40（3）：18-21.

［15］杜创. 价格管制与过度医疗［J］. 世界经济，2013，36（1）：116-140.

［16］杜英爽，赵娟. 眼科住院患者的安全管理［J］. 中国医药指南，2017，15（28）：294-295.

［17］奉莹. 我国就业结构和产业结构发展趋势预测：基于人工神经网络的模型［J］. 中国人力资源开发，2013（13）：85-91.

［18］付晨玉，杨艳琳. 中国 P2P 网络借贷的产业规制效果分析［J］. 经济与管理研究，2018，39（7）：69-79.

［19］富兰德，古德曼，斯坦诺. 卫生经济学［M］. 王健，孟庆跃，译. 3 版. 北京：中国人民大学出版社，2004.

［20］甘银艳. 国外医疗保险的合作治理［J］. 中国卫生事业管理，2016，33（8）：581-584，602.

［21］葛夫莲，徐文. 山东省基层医疗卫生机构资源配置效率影响因素分析［J］. 中国药业，2020，29（4）：5-8.

［22］葛延风. 德国的医疗卫生体制及其对我国的启示［J］. 科学决策，2006（8）：34-37.

［23］龚秀全，王余. 构建竞合性医疗服务体系缓解“看病难与看病贵”研究［J］. 华东理工大学学报（社会科学版），2013，28（4）：90-96，116.

［24］龚秀全. 医疗服务生产中的保障机制：基于政府与市场分工［J］. 改革，2010（6）：135-140.

［25］顾海，许新鹏. 我国医疗服务体系运行效率及其影响因素：2011—2017［J］. 中国卫生政策研究，2020，13（6）：27-33.

［26］郭科，顾昕. 医师双点/多点执业的激励和外部性国际前沿研究［J］. 卫生

经济研究，2016（9）：35-40.
［27］中华人民共和国国家卫生和计划生育委员会．中国疾病预防控制工作进展（2015 年）［J］．首都公共卫生，2015，9（3）：97-101.
［28］韩健鹏，邵子轩，吴华章．基于 VAR 模型的我国综合医院经济效率及其影响因素分析［J］．中国卫生经济，2020，39（1）：80-82.
［29］韩蕾．中国医疗服务业政府规制研究［D］．沈阳：辽宁大学，2010.
［30］何晓群．现代统计分析方法与应用［M］．北京：中国人民大学出版社，2012：326-355.
［31］姜茂敏，高凯，郭佩佩，等．我国医疗服务效率评价及其影响因素分析［J］．医学与社会，2020（3）：32-36.
［32］蒋建华，杨廷钫．我国药品差比价规则效果的实证研究［J］．价格月刊，2011（4）：26-29.
［33］金碚．医疗卫生服务："具有社会公益性的经济私人品"［J］．江西社会科学，2009（5）：7-17.
［34］蓝虹，穆争社．我国农村信用社改革绩效评价：基于三阶段 DEA 模型 Malmquist 指数分析法［J］．金融研究，2016（6）：159-175.
［35］雷磊．基于 FAHP 和模糊德尔菲法的产业关键性成功因素评价［J］．统计与决策，2014（15）：44-47.
［36］雷丽萍，武艳，李文斌，等．面向发展需求重构我国医学教育学制学位体系［J］．医学教育管理，2020，6（3）：225-230.
［37］雷瑞杰，李少武，冀贞浩．等权 TOPSIS 法和 RSR 法在医院病床利用效率评价中的比较研究［J］．中国卫生统计，2019，36（3）：430-432.
［38］李程玉，程迪，潘习龙．某市公立三甲医院运行效率研究［J］．医院管理论坛，2020，37（1）：26-29.
［39］李海明．供方诱导需求视角的就医行为研究：基于 CHARLS 数据的实证分析［J］．中央财经大学学报，2018（11）：117-128.
［40］李婧．环境规制与企业技术创新效率研究［J］．中国经济问题，2013（4）：38-44.
［41］李蕾，李靖宇，刘兵，等．医疗卫生服务模式与资源配置的国际比较［J］．管理评论，2017，29（3）：186-196.

[42] 李丽. 医疗服务市场政府规制研究述评［J］. 产业经济研究，2006（5）：71-77.

[43] 李萌，郭淑岩，董四平. 基于 Bootstrap-Malmquist-DEA 纠偏的中国医院效率和全要素生产率测量［J］. 卫生经济研究，2019，36（3）：63-68.

[44] 李晓婷. 中美医疗费用高涨及其体制成因和控制机制比较［J］. 经济研究参考，2010（59）：9-12，33.

[45] 李杏果. 新加坡医疗服务管办分离改革及对我国的启示［J］. 天津行政学院学报，2019，21（1）：89-95.

[46] 李岩，王曼维，李笠，等. 我国医师多点执业试点进展、问题及对策［J］. 卫生软科学，2019，33（12）：8-11，38.

[47] 李颖菲，李越，郭丽芳，等. 基于 DEA 和 Malmquist 指数的河南省中医医院医疗服务资源配置效率分析与评价［J］. 中国卫生统计，2019，36（5）：710-712.

[48] 李永友，郑春荣. 我国公共医疗服务受益归宿及其收入分配效应：基于入户调查数据的微观分析［J］. 经济研究，2016，51（7）：132-146.

[49] 李长乐，范艳存. 新医改背景下我国医疗卫生服务效率及影响因素实证研究［J］. 中国农村卫生事业管理，2020，40（1）：15-18，28.

[50] 林皓，南方. 美国政府管制与医疗市场效率［J］. 国外医学（卫生经济分册），2006，23（3）：136-140.

[51] 林章，吴群红，梁立波，等. 公立医院质量规制现况、问题及其影响因素研究［J］. 中国医院管理，2013，33（8）：20-22.

[52] 刘芳，赵斌. 德国医保点数法的运行机制及启示［J］. 德国研究，2016，31（4）：48-63，145-146.

[53] 刘权，邓勇. 德国医疗卫生体制的新变与启示［J］. 中国医院院长，2016（15）：66-71.

[54] 刘素坤，王岭. 国家基本药物政策能缓解“看病贵”吗?：基于 2003~2010 年省际数据实证分析［J］. 经济问题，2013（3）：69-74.

[55] 刘西国，刘毅，王健. 医疗费用上涨诱发因素及费用规制的新思考：基于 1998 年~2010 年数据的实证分析［J］. 经济经纬，2012（5）：142-146.

[56] 刘小鲁. 管制、市场结构与中国医药分离的改革绩效［J］. 世界经济，

2011（12）：53-75.
［57］刘长秋．作为公共产品的基本医疗服务及其立法保障研究［J］．南京社会科学，2016（6）：91-97.
［58］刘子宁，郑伟，贾若，等．医疗保险、健康异质性与精准脱贫：基于贫困脆弱性的分析［J］．金融研究，2019（5）：56-75.
［59］卢洪友，杜亦譞．中国财政再分配与减贫效应的数量测度［J］．经济研究，2019，54（2）：4-20.
［60］卢洪友，连玉君，卢盛峰．中国医疗服务市场中的信息不对称程度测算［J］．经济研究，2011，46（4）：94-106.
［61］卢盛峰，陈思霞，时良彦．走向收入平衡增长：中国转移支付系统“精准扶贫”了吗？［J］．经济研究，2018，53（11）：49-64.
［62］鲁雯馨，齐建光，胡琳，等．英国卫生服务体系简介及对我国儿童卫生保健工作的启示［J］．中国全科医学，2014，17（26）：3039-3043.
［63］罗登跃．三阶段 DEA 模型管理无效率估计注记［J］．统计研究，2012，29（4）：104-107.
［64］吕国营．罗默法则的政策指向性［J］．财政研究，2009（3）：22-24.
［65］马维胜．医疗改革的核心问题和未来出路［J］．中国工业经济，2006（4）：14-22.
［66］庞瑞芝，高贤泽，邓忠奇．公立医院“三重垄断”与医疗行业效率：基于我国省际面板数据的研究［J］．当代经济科学，2018，40（1）：1-12，124.
［67］庞瑞芝．我国城市医院经营效率实证研究：基于 DEA 模型的两阶段分析［J］．南开经济研究，2006（4）：71-81.
［68］裴育，贾邵猛．人口老龄化与医疗负担问题研究：基于医疗服务供给侧竞争视角［J］．财政监督，2020（5）：31-39.
［69］平新乔．从中国农民医疗保健支出行为看农村医疗保健融资机制的选择［J］．管理世界，2003（11）：52-63，156.
［70］曲振涛，杨恺均．规制经济学［M］．上海：复旦大学出版社，2006.
［71］让·雅克·拉丰，让·梯若尔．政府采购与规制中的激励理论［M］．石磊，王永钦，译．上海：上海人民出版社，2004：33.
［72］任剑新，邵彬涛．“倒挂”的分类定价真的不合理吗？：来自中国城市自来

水行业的证据［J］. 财经论丛，2021，268（1）：104-114.
［73］沈世勇，李全伦. 医保基金收支平衡制度的演化机理分析：从数量平衡到质量提升［J］. 财政研究，2016（4）：60-70.
［74］史金兰. “托管制”促进医院人事和分配制度改革［J］. 中国医院，2004，8（2）：23-26.
［75］宋晓梧. 企业社会保险缴费成本与政策调整取向［J］. 社会保障评论，2017，1（1）：63-82.
［76］苏宝利，秦大伟. 现代医院管理制度视域下公立医院决策机制的重构与优化研究［J］. 卫生经济研究，2020，37（5）：57-60.
［77］苏暄. 公立医院改革，如何拿下战略制胜点?：根除逐利机制，重设医院功能［J］. 中国医药科学，2015，5（17）：4-8.
［78］孙蓉蓉，宋亚如，陈园园，等. 256 家医院质量管理组织结构调查与分析［J］. 中国卫生质量管理，2020，27（1）：28-31.
［79］唐天伟，李棕. 政府生态规制能否提升中国生态产业绩效？［J］. 生态经济，2013（2）：99-103.
［80］佟珺，石磊. 价格规制、激励扭曲与医疗费用上涨［J］. 南方经济，2010（1）：38-46.
［81］汪浩. 医疗服务、医疗保险和管理医疗［J］. 世界经济，2010，33（1）：34-48.
［82］汪炜. 上海金融业与其相关产业灰色关联度研究［J］. 中国外资，2012（8）：1-2，6.
［83］王芳，方洁，孙琳，等. 国内外患者安全文化研究进展［J］. 东南国防医药，2019，21（5）：501-506.
［84］王洪娜. 医养结合养老机构服务效率及其影响因素：基于山东省 226 家医养结合养老机构数据分析［J］. 重庆社会科学，2020（5）：129-140.
［85］王晶，王令习. 对针刀医学安全问题的思考［J］. 世界中医药，2013，8（7）：793-795.
［86］王萍，王靖. 中国民航业规制效果的实证分析［J］. 财经问题研究，2008（3）：30-35.
［87］王绍光，何焕荣，乐园. 政策导向、汲取能力与卫生公平［J］. 中国社会

科学，2005（6）：101-120，207-208.
［88］王文素，宁方景．基于市场与政府“双失灵”理论探讨中美医改前途［J］．河北经贸大学学报，2014，35（5）：72-77.
［89］吴斌珍，张琼，乔雪．对药品市场降价政策的评估：来自中国1997~2008年的证据［J］．金融研究，2011（6）：168-180.
［90］吴远玉．护理质量与医疗安全［J］．全科护理，2010，8（33）：3068-3069.
［91］席涛．政府监管影响评估分析：国际比较与中国改革［J］．中国人民大学学报，2007（4）：16-24.
［92］肖兴志，齐鹰飞，李红娟．中国煤矿安全规制效果实证研究［J］．中国工业经济，2008（5）：67-76.
［93］肖兴志，王靖．中国电信产业规制效果的实证研究［J］．财经论丛（浙江财经大学学报），2008（3）：8-14.
［94］肖兴志．对中国电价规制效果的一种验证［J］．统计研究，2005（9）：36-38.
［95］肖兴志，韩超．规制改革是否促进了中国城市水务产业发展?：基于中国省际面板数据的分析［J］．管理世界，2011，209（2）：70-80.
［96］谢寄博．成本收益分析法对行政审批标准的改造：借鉴美国经验的分析［J］．甘肃社会科学，2016（6）：138-143.
［97］熊光清．疫情对英国公共卫生体系提出新挑战［J］．人民论坛，2020（10）：24-26.
［98］宣烨，冯涛，孔凯歌．创新价值链视角下的财政分权与创新效率：基于三阶段DEA与Tobit模型分析［J］．南京财经大学学报，2017（1）：35-44.
［99］薛新东．中国医疗卫生体系的生产效率及其决定因素：基于2003~2009年省级面板数据的实证研究［J］．山西财经大学学报，2012，34（3）：63-70.
［100］阎建军．国际基本医疗保障制度改革趋同：对“第三条道路”的解析［J］．金融评论，2013，5（3）：9-23，123.
［101］姚强，罗飞，何露洋，等．药品可及性视角下国家基本药物制度实施效果评价［J］．中国医院管理，2014，34（3）：60-62.
［102］叶俊，吕承文，葛建一．基于浙江实践的医师多点执业可行路径探究

[J]. 中华医院管理杂志，2016，32（7）：490-492.
[103] 易丽丹，刘庭芳. 我国综合性公立医院医疗质量管理组织架构调查研究：以深圳市为例［J］. 中国医院，2017，21（12）：28-32.
[104] 于珺. 广东省公立医院经营效率研究：基于三阶段 DEA 模型的实证分析［J］. 财会学习，2019（28）：203-204.
[105] 俞乔，杜修立，赵昌文，等. 有限医疗资源在全病种范围配置的有效性分析［J］. 中国社会科学，2013（10）：61-85，205-206.
[106] 岳远雷，姜柏生. 新时代健康中国战略法治建构研究：基于医疗卫生法治化的思索［J］. 中国卫生事业管理，2019，36（12）：924-926，950.
[107] 张华玲，褚湜婧，罗昊宇. 我国社会办医现状、困境及政策建议［J］. 中国医院，2018，22（5）：22-24.
[108] 张金，刘兆兰，金今花. 公立医院公益性的外部性理论分析［J］. 中国医学伦理学，2015，28（1）：112-114.
[109] 张睿，马勇亮，陈婕. 县级公立医院试点改革政策效果的实证研究：基于河南省数据的双重差分模型检验［J］. 经济经纬，2015，32（6）：120-125.
[110] 张学亮. 生产函数在医院经济规模优化中的应用探析［J］. 中国卫生经济，2014（12）：87-89.
[111] 张颖熙，夏杰长. 新时代健康服务业发展的战略思考［J］. 劳动经济研究，2018，6（5）：82-98.
[112] 张肇中，张红凤. 我国食品安全规制间接效果评价：以乳制品安全规制为例［J］. 经济理论与经济管理，2014（5）：58-68.
[113] 赵建国，李贤儒. 投资进入规制改革是否提升了公共医疗服务质量？［J］. 财经问题研究，2019（11）：98-104.
[114] 赵迎辉. 我国行政决策机制问题与对策研究［J］. 山东青年政治学院学报，2012，28（4）：18-21.
[115] 郑大喜. 国际医疗保险制度下政府卫生投入与医药费用控制的经验［J］. 医学与社会，2012，25（12）：36-39.
[116] 郑慧凌，吴晶晶，张娜娜，等. 基于 Malmquist 指数的江苏省医院医疗资源配置效率评价［J］. 医学与社会，2019，32（9）：28-32.

[117] 植草益. 微观规制经济学 [M]. 北京：中国发展出版社，1992：153.

[118] 周小梅，刘建玲. 我国医疗服务业改革进展、问题与展望 [J]. 价格理论与实践，2018 (5)：5-11.

[119] 周小梅. 论医疗服务行业的管制政策体系 [J]. 经济体制改革，2006 (5)：134-137.

[120] 朱俊生. 从垄断到竞争：医疗领域的改革方向 [J]. 学术界，2016 (3)：15-26.

[121] 朱莉萍，王希晨，周令，等. 中国社会办医现状、问题及政府责任分析 [J]. 中国公共卫生，2016，32 (5)：705-708.

[122] 朱晓红. 公共医疗服务的有效供给：民间资本的引入与治理 [J]. 中国行政管理，2010 (5)：58-60.

[123] 朱岩. 中国石油产业政府规制效果的实证研究 [D]. 沈阳：辽宁大学，2015.

[124] 朱紫雯. 供给侧视角下的过度医疗与分级诊疗的理论机制研究 [J]. 中国卫生经济，2018，37 (3)：8-10.

[125] Aigner D, Lovell C A K, Schmidt P. Formulation and estimation of stochastic frontier production function models [J]. Journal of econometrics, 1977, 6 (1): 21-37.

[126] Alatawi A D, Niessen L W, Khan J A M. Efficiency evaluation of public hospitals in Saudi Arabia: an application of data envelopment analysis [J]. BMJ open, 2020, 10 (1): 1-10.

[127] Aletras V H, Kostarelis A, Tsitouridou M, et al. Development and preliminary validation of a questionnaire to measure satisfaction with home care in Greece: an exploratory factor analysis of polychoric correlations [J]. BMC Health Services Research, 2010, 10 (1): 1-14.

[128] Alexander J A, Bloom J R, Nuchols B A. Nursing turnover and hospital efficiency: An organization-level analysis [J]. Industrial relations: a journal of economy and society, 1994, 33 (4): 505-520.

[129] Andritsos D A, Tang C S. Introducing competition in healthcare services: The role of private care and increased patient mobility [J]. European Journal of Op-

erational Research, 2014, 234 (3): 898-909.

[130] Antel J J, Ohsfeldt R L, Becker E R. State regulation and hospital costs [J]. The Review of Economics and Statistics, 1995, 77 (3): 416-422.

[131] Atkinson A B, Stiglitz J E. Lectures on Public Economics: Updated Edition [M]. Princeton: Princeton University Press, 2015.

[132] Bel G À, Esteve M. Is private production of hospital services cheaper than public production? A meta-regression of public versus private costs and efficiency for hospitals [J]. International Public Management Journal, 2020, 23 (1): 1-24.

[133] Bennett S, McPake B, Mills A. Private health providers in developing countries: Serving the public interest? [M]. London: Zed Books Ltd, 1997.

[134] Blackstone W T. On health care as a legal right: An exploration of legal and moral grounds [J]. Georgia law review (Athens, Ga: 1966), 1975, 10 (2): 391-418.

[135] Bloom G, Standing H, Lloyd R. Markets, information asymmetry and health care: towards new social contracts [J]. Social science & medicine, 2008, 66 (10): 2076-2087.

[136] Busse R, Nimptsch U, Mansky T. Measuring, Monitoring, And Managing Quality In Germany's Hospitals: Germany has made progress in measuring quality in hospitals and is extending its effort into its statutory health insurance system [J]. Health affairs, 2009, 28 (Suppl2): w294-w304.

[137] Cacace M, Schmid A. The role of diagnosis related groups (DRGs) in healthcare system convergence [C] //BMC Health Services Research. BioMed Central, 2009, 9 (S1): A5.

[138] Capanna F, Haydar A, Mccarey C, et al. Preparing an obstetric unit in the heart of the epidemic strike of COVID-19: quick reorganization tips [J]. The Journal of Maternal-Fetal & Neonatal Medicine, 2022 (12): 1412-1418.

[139] Carande-Kulis V G, Getzen T E, Thacker S B. Public goods and externalities: a research agenda for public health economics [J]. Journal of Public Health Management and Practice, 2007, 13 (2): 227-232.

[140] Chang H, Chang W J, Das S, et al. Health care regulation and the operating efficiency of hospitals: Evidence from Taiwan [J]. Journal of Accounting and Public Policy, 2004, 23 (6): 483-510.

[141] Chang L, Lan Y W. Has the National Health Insurance Scheme improved hospital efficiency in Taiwan? Identifying factors that affects its efficiency [J]. African Journal of Business Management, 2010, 4 (17): 3752-3760.

[142] Charnes A, Cooper W W, Rhodes E. Evaluating program and managerial efficiency: an application of data envelopment analysis to program follow through [J]. Management science, 1981, 27 (6): 668-697.

[143] Chen J, Xu S, Gao J. The mixed effect of China's new health care reform on health insurance coverage and the efficiency of health service utilisation: a longitudinal approach [J]. International Journal of Environmental Research and Public Health, 2020, 17 (5): 1782.

[144] Cheng Z, Cai M, Tao H, et al. Efficiency and productivity measurement of rural township hospitals in China: a bootstrapping data envelopment analysis [J]. BMJ open, 2016, 6 (11): 1-10.

[145] Chilingerian J A, Sherman H D. Managing physician efficiency and effectiveness in providing hospital services [J]. Health Services Management Research, 1990, 3 (1): 3-15.

[146] Chilingerian J A. Evaluating physician efficiency in hospitals: A multivariate analysis of best practices [J]. European journal of operational research, 1995, 80 (3): 548-574.

[147] Clement J P, Valdmanis V G, Bazzoli G J, et al. Is more better? An analysis of hospital outcomes and efficiency with a DEA model of output congestion [J]. Health care management science, 2008, 11 (1): 67-77.

[148] Crivelli L, Filippini M, Lunati D. Regulation, ownership and efficiency in the Swiss nursing home industry [J]. International journal of health care finance and economics, 2002, 2 (2): 79-97.

[149] Dafny L, Gruber J. Public insurance and child hospitalizations: access and efficiency effects [J]. Journal of public economics, 2005, 89 (1): 109-129.

[150] Damart S, Roy B. The uses of cost-benefit analysis in public transportation decision-making in France [J]. Transport policy, 2009, 16 (4): 200-212.

[151] Das J, Hammer J, Leonard K. The quality of medical advice in low-income countries [J]. Journal of economic perspectives, 2008, 22 (2): 93-114.

[152] Ding J, Hu X, Zhang X, et al. Equity and efficiency of medical service systems at the provincial level of China's mainland: a comparative study from 2009 to 2014 [J]. BMC Public Health, 2018, 18 (1): 214.

[153] Emanuel E J, Persad G, Upshur R, et al. Fair Allocation of Scarce Medical Resources in the Time of Covid-19 [J]. The New England Journal of Medicine, 2020, 382 (21): 2049-2055.

[154] Evans R G. Supplier-induced demand: some empirical evidence and implications [M] //The economics of health and medical care. London: Palgrave Macmillan, 1974: 162-173.

[155] Färe R, Grosskopf S, Lindgren B, et al. Productivity developments in Swedish hospitals: a Malmquist output index approach [M] //Data envelopment analysis: theory, methodology, and applications. Dordrecht: Springer, 1994: 253-272.

[156] Farrell M J. The measurement of productive efficiency [J]. Journal of the Royal Statistical Society: Series A (General), 1957, 120 (3): 253-290.

[157] Farshad Behrouzi, Azanizawati Ma'aram. Identification and ranking of specific balanced scorecard performance measures for hospitals: A case study of private hospitals in the Klang Valley area, Malaysia [J]. The International Journal of Health Planning and Management. 2019, 34 (4): 1364-1376.

[158] Ferreira D C, Nunes A M, Marques R C. Operational efficiency vs clinical safety, care appropriateness, timeliness, and access to health care [J]. Journal of Productivity Analysis, 2020, 53 (3): 355-375.

[159] Ferrier G D, Leleu H, Valdmanis V G. The impact of CON regulation on hospital efficiency [J]. Health Care Management Science, 2010, 13 (1): 84-100.

[160] Ferrier G D, Trivitt J S. Incorporating quality into the measurement of hospital efficiency: a double DEA approach [J]. Journal of Productivity Analysis, 2013, 40 (3): 337-355.

[161] Folland S, Goodman A C, Stano M. The economics of health and health care [M]. Upper Saddle River, NJ: Pearson Prentice Hall, 2007.

[162] Franco Miguel JL, Fullana Belda C, Rúa Vieites A. Analysis of the technical efficiency of the forms of hospital management based on public-private collaboration of the Madrid Health Service, as compared with traditional management [J]. The International Journal of Health Planning and Management. 2019; 34 (1): 414-442.

[163] Fried H O, Lovell C A K, Schmidt S S, et al. Accounting for Environmental Effects and Statistical Noise in Data Envelopment Analysis [J]. Journal of Productivity Analysis, 2002, 17 (1-2): 157-174.

[164] Friese M, Heimeshoff U, Klein G. Property Rights and Transaction Costs: The Role of Ownership and Organization in German Public Service Provision [J]. International Journal of Industrial Organization, 2020 (9): 102637.1-102637.22.

[165] Giancotti M, Guglielmo A, Mauro M. Efficiency and optimal size of hospitals: Results of a systematic search [J]. PLOS ONE, 2017, 12 (3): 1-10.

[166] Greene, William H. Econometric analysis [M]. 7th ed. Upper Saddle River: Prentice Hall, 2013.

[167] Grosskopf S, Valdmanis V. Measuring hospital performance. A non-parametric approach [J]. Journal of Health Economics, 1987, 6 (2): 89-107.

[168] Guven-Uslu P, Linh T P. Effects of changes in public policy on efficiency and productivity of general hospitals in Vietnam [J]. ESRC Centre for Competition Policy Working Paper, 2008, 1: 08-30.

[169] Haas-Wilson D. Arrow and the information market failure in health care: the changing content and sources of health care information [J]. Journal of Health Politics Policy and Law, 2001, 26 (5): 1031-1044.

[170] Hadley J, Swartz K. The impacts on hospital costs between 1980 and 1984 of hospital rate regulation, competition, and changes in health insurance coverage [J]. Inquiry, 1989, 26 (1): 35-47.

[171] Hamzah N M, See K F. Technical efficiency and its influencing factors in Malaysian hospital pharmacy services [J]. Health care management science, 2019,

22 (3): 462-474.

[172] Havighurst C C. The changing locus of decision making in the health care sector [J]. Journal of Health Politics, Policy and Law, 1986, 11 (4): 697-735.

[173] Hollingsworth B. The measurement of efficiency and productivity of health care delivery [J]. Health economics, 2008, 17 (10): 1107-1128.

[174] Hotelling H. Simplified calculation of principal components [J]. Psychometrika, 1936, 1 (1): 27-35.

[175] Marano C, Murianni L, Sticchi L. To err is human: building a safer health system [J]. Italian Journal of Public Health, 2005 (4): 93-95.

[176] Jondrow J, C A Knox Lovell, Ivan S. Materov and Peter Schmidt. On the estimation of technical inefficiency in the stochastic frontier production function model [J]. Journal of Econometrics, 1982, 19 (2-3): 233-238.

[177] Jiang N, Andrews A. Efficiency of New Zealand's District Health Boards at Providing Hospital Services: A stochastic frontier analysis [J]. Journal of Productivity Analysis, 2020, 53 (1): 53-68.

[178] Jiang S, Min R, Fang P. The impact of healthcare reform on the efficiency of public county hospitals in China [J]. BMC Health Services Research, 2017, 17 (1): 838.

[179] Jing R, Xu T, Lai X, et al. Technical Efficiency of Public and Private Hospitals in Beijing, China: A Comparative Study [J]. International Journal of Environmental Research and Public Health, 2020, 17 (1): 82.

[180] Joskow P L, Rose N L. The effects of economic regulation [J]. Handbook of industrial organization, 1989, 2: 1449-1506.

[181] Joskow P L. The effects of competition and regulation on hospital bed supply and the reservation quality of the hospital [J]. The Bell Journal of Economics, 1980, 11 (2): 421-447.

[182] Kahn A E. The economics of regulation: principles and institutions [M]. Massachusetts: MIT press, 1988.

[183] Karmann A, Roesel F. Hospital policy and productivity-evidence from German states [J]. Health Economics, 2017, 26 (12): 1548-1565.

[184] Kenneth J. Arrow. Uncertainty and the Welfare Economics of Medical Care [J]. American Economic Review, 1963, 53 (5): 941-973.

[185] Kontodimopoulos N, Nanos P, Niakas D. Balancing efficiency of health services and equity of access in remote areas in Greece [J]. Health policy, 2006, 76 (1): 49-57.

[186] Kraft G H. Improving health care delivery for persons with multiple sclerosis [J]. Physical Medicine and Rehabilitation Clinics of North America, 1998, 9 (3): 703-715.

[187] Laffont J J, Tirole J. Using cost observation to regulate firms [J]. Journal of political Economy, 1986, 94 (3): 614-641.

[188] Lamboy-Ruiz M A, Cannon J N, Watanabe O V. Does state community benefits regulation influence charity care and operational efficiency in US non-profit hospitals? [J]. Journal of Business Ethics, 2019, 158 (2): 441-465.

[189] Lanning J A, Morrisey M A, Ohsfeldt R L. Endogenous hospital regulation and its effects on hospital and non-hospital expenditures [J]. Journal of Regulatory Economics, 1991, 3 (2): 137-154.

[190] Leleu H, Al-Amin M, Rosko M, et al. A robust analysis of hospital efficiency and factors affecting variability [J]. Health services management research: an official journal of the Association of University Programs in Health Administration, 2018, 31 (1): 33-42.

[191] Leonard D K, Bloom G, Hanson K, et al. Institutional solutions to the asymmetric information problem in health and development services for the poor [J]. World Development, 2013, 48: 71-87.

[192] Liao H, Mi X, Yu Q, et al. Hospital performance evaluation by a hesitant fuzzy linguistic best worst method with inconsistency repairing [J]. Journal of Cleaner Production, 2019, 232 (20): 657-671.

[193] Lindsay C M. Medical care and the economics of sharing [J]. Economica, 1969: 351-362.

[194] Liu J, Liu P, Gong X, et al. Relating Medical Errors to Medical Specialties: A Mixed Analysis Based on Litigation Documents and Qualitative Data [J]. Risk

Management and Healthcare Policy, 2020 (13): 335-345.

[195] Liu X, Liu Y, Chen N. The Chinese experience of hospital price regulation [J]. Health Policy and Planning, 2000, 15 (2): 157-163.

[196] M A Satterthwaite. Consumer information, equilibrium industry price, and the number of sellers [J]. The Bell Journal of Economics, 1979, 351: 483-502.

[197] Mallmann G L, Macada A C G. Adoption of Cloud Computing: A Study with Public and Private Hospitals in a Developing Country [J]. International Journal of Innovation and Technology Management, 2018, 15 (5): 1850044.1-1850044.20.

[198] Marseille E, Larson B, Kazi D S, et al. Thresholds for the cost-effectiveness of interventions: alternative approaches [J]. Bulletin of The World Health Organization, 2015, 93 (2): 118-124.

[199] Melnick G A, Wheeler J R, Feldstein P J. Effects of rate regulation on selected components of hospital expenses [J]. Inquiry: a journal of medical care organization, 1981, 18 (3): 240-246.

[200] Menon N M, Lee B. Cost control and production performance enhancement by IT investment and regulation changes: evidence from the healthcare industry [J]. Decision Support Systems, 2000, 30 (2): 153-169.

[201] Miguel E, Kremer M. Worms: identifying impacts on education and health in the presence of treatment externalities [J]. Econometrica, 2004, 72 (1): 159-217.

[202] Min A, Park C G, Scott L D. Evaluating technical efficiency of nursing care using data envelopment analysis and multilevel modeling [J]. Western Journal of Nursing Research, 2016, 38 (11): 1489-1508.

[203] Mitnick B M, Wilson J Q. The Politics of Regulation [J]. The Academy of Management Review, 1984, 9 (2): 361.

[204] Mobley IV L R, Magnussen J. An international comparison of hospital efficiency: does institutional environment matter? [J]. Applied Economics, 1998, 30 (8): 1089-1100.

[205] Mollahaliloglu S, Kavuncubasi S, Yilmaz F, et al. Impact of health sector reforms on hospital productivity in Turkey [J]. International Journal of Organiza-

tion Theory & Behavior, 2018, 21 (1): 72-78.

[206] Mosadeghrad A M, Ashrafi E. The effect of quality management on the efficiency of the respiratory intensive care unit in a hospital [J]. Journal of School of Public Health and Institute of Public Health Research, 2018, 15 (4): 303-314.

[207] Nayar P, Ozcan Y A. Data envelopment analysis comparison of hospital efficiency and quality [J]. Journal of medical systems, 2008, 32 (3): 193-199.

[208] Newhouse J P. Toward a theory of nonprofit institutions: An economic model of a hospital [J]. The American economic review, 1970, 60 (1): 64-74.

[209] Ng Y C. The productive efficiency of Chinese hospitals [J]. China Economic Review, 2011, 22 (3): 428-439.

[210] Noll R G. The consequences of public utility regulation of hospitals [J]. Institute of Medicine, 1974, 22 (3): 2-35.

[211] O'Donnell C J, Nguyen K. An econometric approach to estimating support prices and measures of productivity change in public hospitals [J]. Journal of Productivity Analysis, 2013, 40 (3): 323-335.

[212] O'Neill L, Rauner M, Heidenberger K, et al. A cross-national comparison and taxonomy of DEA-based hospital efficiency studies [J]. Socio-Economic Planning Sciences, 2008, 42 (3): 158-189.

[213] Organization W H. The World Health Report 2000: primary health care-now more than ever [J]. The World Health Report 2008: Health Systems: Improving Performance, 2000, 25 (7): 617.

[214] Ortega-Díaz M, Ocaña-Riola R, Pérez-Romero C, et al. Multilevel Analysis of the Relationship between Ownership Structure and Technical Efficiency Frontier in the Spanish National Health System Hospitals [J]. International journal of environmental research and public health, 2020, 17 (16): 5905.

[215] Pan J, Qin X, Hsieh C R. Is the pro-competition policy an effective solution for China's public hospital reform? [J]. Health Economics Policy & Law, 2016, 11 (4): 337-357.

[216] Pauly M V. Taxation, Health Insurance, and Market Failure in the Medical Economy [J]. Journal of Economic Literature, 1986, 24 (2): 629-675.

[217] Peters D H, Garg A, Bloom G, et al. Poverty and access to health care in developing countries [J]. Annals of the New York Academy of Sciences, 2008, 1136 (1): 161-171.

[218] Puig-Junoy J. Partitioning input cost efficiency into its allocative and technical components: an empirical DEA application to hospitals [J]. Socio-Economic Planning Sciences, 2000, 34 (3): 199-218.

[219] Rosko M D, Mutter R L. The association of hospital cost-inefficiency with certificate-of-need regulation [J]. Medical Care Research and Review: MCRR, 2014, 71 (3): 280-298.

[220] Rouyendegh B D, Oztekin A, Ekong J, et al. Measuring the efficiency of hospitals: a fully-ranking DEA-FAHP approach [J]. Annals of Operations Research, 2019, 278 (1): 361-378.

[221] Şahin B, İlgün G. Assessment of the impact of public hospital associations (PHAs) on the efficiency of hospitals under the ministry of health in Turkey with data envelopment analysis [J]. Health care management science, 2019, 22 (3): 437-446.

[222] Sahin I, Ozcan Y A. Public sector hospital efficiency for provincial markets in Turkey [J]. Journal of Medical Systems, 2000, 24 (6): 307-320.

[223] Schwärzler M C, Kronenberg T. Methodology of the National Health Account for Germany-Database, compilation and results [J]. Mpra Paper, 2016, 73561 (9): 1-44.

[224] Seddighi H, Nejad F N, Basakha M. Health systems efficiency in Eastern Mediterranean Region: a data envelopment analysis [J]. Cost Effectiveness and Resource Allocation, 2020, 18 (1): 1-7.

[225] Sherman H D. Hospital efficiency measurement and evaluation: empirical test of a new technique [J]. Medical care, 1984, 22 (10): 922-938.

[226] Sloan F A, Steinwald B. Effects of regulation on hospital costs and input use [J]. The Journal of Law and Economics, 1980, 23 (1): 81-109.

[227] Sloan F A. Rate regulation as a strategy for hospital cost control: evidence from the last decade [J]. The Milbank Memorial Fund Quarterly. Health and Society,

1983, 61 (2): 195-221.

[228] Sloan F A. Regulation and the rising cost of hospital care [J]. The Review of Economics and Statistics, 1981, 63 (4): 479-487.

[229] Solà M, Prior D. Measuring productivity and quality changes using data envelopment analysis: an application to Catalan hospitals [J]. Financial Accountability & Management, 2001, 17 (3): 219-245.

[230] Sommersguter-Reichmann M, Stepan A. The interplay between regulation and efficiency: Evidence from the Austrian hospital inpatient sector [J]. Socio-Economic Planning Sciences, 2015, 52 (12): 10-21.

[231] Spulber D F. Regulation and markets [M]. Massachusetts: MIT press, 1989: 70-75.

[232] Stefko R, Gavurova B, Kocisova K. Healthcare efficiency assessment using DEA analysis in the Slovak Republic [J]. Health economics review, 2018, 8 (1): 6.

[233] Steinmann L, Zweifel P. On the (in) efficiency of Swiss hospitals [J]. Applied Economics, 2003, 35 (3): 361-370.

[234] Stevens S. Reform strategies for the English NHS [J]. Health Affairs, 2004, 23 (3): 37-44.

[235] Stigler G J, Friedland C. What can regulators regulate? The case of electricity [J]. The Journal of Law and Economics, 1962 (5): 1-16.

[236] Stigler G J. The theory of economic regulation [J]. The Bell journal of economics and management science, 1971, 2 (1): 3-21.

[237] Stock G N, McFadden K L, Gowen III C R. Organizational culture, critical success factors, and the reduction of hospital errors [J]. International Journal of Production Economics, 2007, 106 (2): 368-392.

[238] Thompson M A, Huerta T R, Ford E W. Mandatory insurance coverage and hospital productivity in Massachusetts: bending the curve? [J]. Health care management review, 2012, 37 (4): 294-300.

[239] Tiemann O, Schreyögg J. Changes in hospital efficiency after privatization [J]. Health care management science, 2012, 15 (4): 310-326.

[240] Tiemann O, Schreyögg J. Effects of ownership on hospital efficiency in Germany [J]. Business Research, 2009, 2 (2): 115-145.

[241] T L Beauchamp, J F Childress. Principles of biomedical ethics [M]. 5th ed. Oxford: Oxford University Press, 2001: 357-358.

[242] Tobin J. Estimation of relationships for limited dependent variables [J]. Econometrica: journal of the Econometric Society, 1958, 26 (1): 24-36.

[243] Turner G S, Tjaden K. United Nations, Department of Economic and Social Affairs, Population Division, World Fertility Report 2013: Fertility at the Extremes [J]. Population and Development Review, 2015, 41 (3): 1-40.

[244] Valdmanis V G. Ownership and technical efficiency of hospitals [J]. Medical Care, 1990, 28 (6): 552-561.

[245] Vitaliano D F, Toren M. Hospital cost and efficiency in a regime of stringent regulation [J]. Eastern Economic Journal, 1996, 22 (2): 161-175.

[246] Wennberg J E, Barnes B A, Zubkoff M. Professional uncertainty and the problem of supplier-induced demand [J]. Social science & medicine, 1982, 16 (7): 811-824.

[247] Worrell E, Laitner J A, Ruth M, et al. Productivity benefits of industrial energy efficiency measures [J]. Energy, 2003, 28 (11): 1081-1098.

[248] Xu X, Zhou L, Antwi H A, et al. Evaluation of health resource utilization efficiency in community health centers of Jiangsu Province, China [J]. Human resources for health, 2018, 16 (1): 13.

[249] Zere E, Mbeeli T, Shangula K, et al. Technical efficiency of district hospitals: evidence from Namibia using data envelopment analysis [J]. Cost Effectiveness and resource allocation, 2006, 4 (1): 5.

[250] Zhang T, Lu W, Tao H. Efficiency of health resource utilisation in primary-level maternal and child health hospitals in Shanxi Province, China: a bootstrapping data envelopment analysis and truncated regression approach [J]. BMC health services research, 2020, 20 (1): 1-9.

[251] Zhao G, Cao X, Ma C. Accounting for horizontal inequity in the delivery of health care: A framework for measurement and decomposition [J]. International

Review of Economics & Finance, 2020, 66: 13-24.

[252] Zheng W, Sun H, Zhang P, et al. A four-stage DEA-based efficiency evaluation of public hospitals in China after the implementation of new medical reforms [J]. PloS one, 2018, 13 (10): 1-10.